だから、お酒をやめました。

「死に至る病」5つの家族の物語

根岸康雄

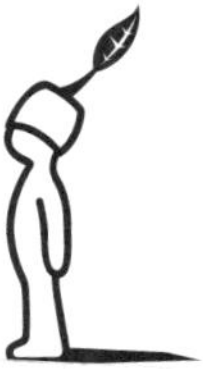

JN178716

光文社新書

この国には、とてつもないテーマパークが横たわっている。

お酒の森――。この森は、計り知れない巨大な遊園地だ。お酒という液体が織りなす世界はディズニーランドのアトラクションも足元に及ばない。ビール、ウイスキー、日本酒、焼酎、ワイン、テキーラ、マオタイ、マッコリ等々、お酒の種類を挙げればきりがないし、その飲み方も数限りない。〝お酒の森〟は多種多様な〝木々〟が生い茂るこの世の楽園である。

この森で日々繰り広げられる物語もまた、アミューズメントパークの比ではない。出会い、ロマン、ときめき、冒険、スリル、サスペンス、感動のあらしが吹きまくっている。ひとたびこの液体が喉を通過すれば、人は目くるめく世界にいざなわれる。

テレビも新聞もネットもSNSもそろって、この森のワクワクドキドキを素敵な男たち女たちの笑顔とともに紹介している。それは多くの場合、ファミリーであったり恋人であったり、仲間と一緒のシーンだ。お酒を飲むとこんなに素晴らしい出会いがある、こんなにいい仲間と会話が弾み、生きていてよかったという思いが、心の底から湧き出るようだ。

高額な入場料はいらない。数個の百円玉を握りしめ、コンビニに飛び込めばいろんなお酒が手に入る。しかも、東京・渋谷区以外なら24時間どこでも飲める。店の外でシュパッとお酒の缶を開け、ゴボゴボゴボと喉に流し込めば、もうあなたはお酒の森の中にいる。手軽で簡単、しかも入場料金は安価。実に都合よくできている。貧富の差もなく、まっ、お酒は20歳からだが、老若男女がこぞって楽しめるというわけだ。

お酒の森は決して危険なところではない。都心のほぼ真ん中に位置する広大な緑、明治神宮の森をイメージしてみるといい。森の中には見通しのいい大きな往還がずっと先まで続いている。それはよく整備されている。この広い往還を堂々と歩けば、CMで刷り込まれた笑顔に満ちた幸福な世界に浸れる。フツーに前を向いて大手を振って歩けばの話だが。

フツーに前を向いて歩く――。ということはお酒の森の中で、大手を振って堂々と歩かないアマノジャクな人間がいるというのか。

実は巷《ちまた》にあふれるＣＭでは絶対に教えない、お酒の森を歩くうえでの一つの鉄則がある。これが守れない人間がかなりの数にのぼるのだが。

その鉄則とは、この森は決して一人で歩いてはいけないということだ。

おかしなことを言うじゃないか。確かに飲み会で仲間とワイワイガヤガヤ盛り上がることもあるが、たまには家で、あるいはバーの止まり木で、一人グラスを傾けて心を癒す酒もある。それも酒の楽しみ方の一つじゃないか。

そのとおりである。だが、心に問うてほしい。一人、酔いの心地よさに浸るとき、脳裏にいるのは親、恋人、奥さん、愛人、子ども、会社の上司や同僚や友人、あなたの周りを囲んでいる人たちではないか。人の心はにじみ出るものである。にじみ出る他人の心と自分の心をからませて、一人夢の世界を漫《そぞ》ろ歩く。それもお酒の楽しみ方である。

だが、人は様々である。酔った脳裏に他者がいない人間。酔いで弛緩した頭を横切る人影が、振り払いたいほど邪悪な姿をしていたり、心に宿る嫌悪がお酒とともに輪郭をあらわにすることもある。だが、やがてお酒の酩酊は我が内の邪悪なもの、見たくないもの、嫌なもの、つまり現実を彼方に追いやってくれる。酔いはブーメランのように我が身に返り、そして心の傷を癒してくれる。

アルコールに酔ったとき、心は常に一人――

飲めば飲むほど一人ぼっちになる人を「孤高の酒飲み」と、多少、粉飾して呼称する。孤高の酒飲みは、お酒の森の広い往還が歩きづらい。ワイワイにぎやかにしている人がまぶしいのか。道の隅を歩く癖があり、路傍に視線がいく。するとどうだろう。道のわきには別の道への誘いが、きらびやかなネオンのように目に飛び込んでくるではないか。

何かいいことありそうな……

最初はそんな淡い期待だ。孤高の酒飲みはフラフラッと、脇道に足を踏み入れる。進むにつれ、道幅はどんどん狭くなる。来た道はすでに消え去っていて後戻りはできない。前に行くしかない。道はますます狭くなり、木が生い茂り、あたりは薄暗くなる。恐怖から両手に握りしめたお酒をがぶ飲みする。

どれだけ歩いたろうか。どれだけ飲んだろうか。ふと気づくと、孤高の酒飲みはあるポイントにたどり着いたことを意識する。孤高の酒飲みがたどり着いた先とは――

お酒の森に迷い込んだ人の多くは、戻れずにそのまま朽ちていくという。だが、生還をとげた孤高の酒飲みもいる。どのようにして迷い道を脱することができたのだろうか。

そこには救出隊がいた。救出隊はどのようにして孤高の酒飲みのもとにたどり着いたのか。誰かに背負われたり、担架に乗ったりしてお酒の森を脱出することはできない。それが掟《おきて》である。自分の足で立って、自分の力で歩き、抜け出るしか方法はないのである。

さて――

だから、お酒をやめました。

目次

第1話

「ありふれた言葉が身にしみてわかった」

——だから、お酒をやめました。

お酒の森――。この男が迷い込んだ小道は足元がどんどんぬかるんでいった。最初は靴の踵《かかと》が泥に埋まる程度だったが、ぬかるみはひどさを増して、足首、膝、腰、そしてついに胸まで、汚泥《おでい》に埋もれてしまった。ここは底なし沼だ。足を止めてしまったら、ズルズルと泥の中に飲み込まれてしまう。

とにかく前に進まなければ……

男は必死にもがくが、泥に胸まで浸《つ》かった身体《からだ》は自由がきかない。

このままでは泥に埋もれて窒息死する。嫌だ、泥に埋もれて死にたくない！　何とかしたい……

必死に進もうと手足をバタつかせるが、身体はますます沈んでいく。もがけばもがくほど、沼の中に引きずり込まれる。汚泥は首まで迫っている。

オレは底なし沼に沈んでしまうのか……

と、そのときだ。ふと横を見ると、自分と同じように汚泥の中であがいている人間がいる。しかも女性である。女性は腰のあたりまで汚泥に浸かっているが、自分よりも自由がきくのか、一心不乱に前に進もうとしている。前進する足取りはしっかりとしている。この底なし沼から脱出する術《すべ》を知っているかのようである。

「た、助け……」

男は女に言葉を発した。女がこちらを見る。男はありったけの力を振り絞り、必死で女に近づき、そして女の手を強く握った。

田畑誠《たばたまこと》（65歳）、田畑涼子《りようこ》（60歳、旧姓・門倉）。二人が結婚して11年の月日が過ぎた。夫婦はともに再婚である。再婚当時は前代未聞のカップルと言われた。うまくいくわけがないと、周囲は二人の前途を危惧したものだ。「一緒になるのは止《や》めなさい。無謀だ」と、はっきり忠告した人もいた。

再婚しようと決めたとき、「ずっと一緒にいられたら、みんな驚く。面白いじゃない」と、妻は楽しそうに夫に言った。涼子の言葉に誠は少し口元を緩めた。視線をわずかに下に向けると、「助けてほしい……」とつぶやいた。

「自分を大きく見せたかったんですよ」

誠は都内の下町に生まれ育った。大卒の父親は大手鋳物《いもの》工場でデスクワークの仕事に就いていた。昭和30年代から40年代の高度成長の時代、父親が勤める鋳物工場は羽振りがよかった。母親はロシア人とのハーフだった。１９１７年のロシア革命で国を追われた祖父は神戸に落ち着き、テーラーの看板を上げ、日本人女性と所帯を持った。誠の両親は、父親が神戸の製鉄所に長期派遣された際、三宮で開かれたダンスパーティーで知り合ったという。大柄な母親で、緑色の瞳をしていた。見ためは外国人だった。押しの強い母親だった。小中学校のＰＴＡの会長を何年も務め発言力があった。すれ違う地域の人の多くが母親に挨拶をした。誠は言う。「オフクロは地域のご意見番みたいな存在で、オレの道を切り開いてくれたという感じだった。いじめられることもなく、クラスの友だちに一目置かれたのもオフクロのおかげ。もともと苦労したくない人間だからね」

ボンボン育ちだったが、大学生になると母親の神通力《じんずうりき》は通じない。飲酒のはじまりは大学時代だ。母の血を引いた誠の髪は赤みがかり、若い頃は色白で細身の青年だった。髪は肩まで伸ばしていた。クラスやゼミの仲間と週に３、４回は大学の近くの居酒屋でコンパに興じた。誠は当時を振り返る。

「等身大の自分に自信がなくて、自分を大きく見せたかったんですよ。酒が入れば大きなことも言えたし、酒が強いと『すごい』と仲間内で一目置かれる」。若い頃は郷ひろみ似だとよく言われた。ルックスで得をして、コンパでは女性に人気があったが、お酒と女性がからむといいことはあまりない。

誠が大学３年生のとき、相手は３歳年上の女性だった。

「何、結婚したい？　ダメダメ、学生の分際でしかも年上の女だなんてもってのほかだ！」

激怒したのは父親だった。普段は温厚な人なのだが、このときは大反対された。アルコール依存症の人は総じてマジメな性格と言われるが、一見遊び人風の誠にもマジメで一途なところがある。このときも年上の女に惚れ込んでいた——

「そんな言い方ないじゃないか、オレは真剣なんだ!」カチンときた誠は家を飛び出し、女のアパートに転がり込む。4年生のときの学費は保険会社に勤める女が出してくれた。卒業した翌年に長男が誕生して入籍。子どもができたし、堅実な生活を目指して公務員がいいと、誠は東京都に隣接する県警の警察官になる。警察学校を卒業したのは25歳だった。駅前の交番勤務になった。誠は言う。

「当直と非番の日が交互にあって、24時間の勤務が明けると朝から酒を飲んでいた。昭和の時代は今以上に酒に寛容だったね。署内には常に一升瓶があった。近所の商店街の店主が『パトロールよろしくお願いします』と、交番に一升瓶を差し入れてくれる。だから勤務中も飲もうと思えば、いつでも飲めたわけで」。酒浸りは当時からだ。

警察が警察沙汰に

面倒を起こしたのは33歳のときだった。

交番のおまわりさんは地元で顔が知られている。地元のスナックは飲み代を半額にしてくれた。馴染みの店ができる。当時はルックスに郷ひろみバリの面影があった。やがてスナックの女に入れあげる。酒で盛り上がりただならぬ関係になっても、ふつうは家庭をかえりみて途中でやめる。だが酒浸りの脳では、まともなことが考えられない。おまけに誠は外見とは異なり根がマジメで、女性と遊びで付き合うことが苦手だ。

「奥さんと別れて一緒になって」。本気になった女のそんな言葉に「うん……」と曖昧に返事をした。ズルズルと関係は続き、一人前に月々の手当ても出していた。だがしょせんは公務員だ。金が続かない。離婚するでもなく女に渡す金も滞《とどこお》った。金の切れ目が縁の切れ目とはよく言ったもので、酒ばかり飲んで煮え切らない誠に女は愛想を尽かす。

女は誠が勤務する警察署に怒鳴り込んだ。「暴行されたんです。被害届を出すことも考えています」。誠の上司に向かって強い口調で凄む。酒には寛大な警察でも、この手の不道徳が明るみに出ることを極端に嫌う。誠は詰腹《つめばら》を切らされる格好で警察を依願退職。

女の気持ちは収まらない。女は誠の家庭にも乗り込む。「ウソばっかりついて別れもしなければ金も払わない。奥さん、あんたが私に慰謝料出しな!!」そんな言いグサに妻もカチンときて、「あんな亭主、のしをつけてくれてやるよ!!」と言い放つ。

妻の離婚の意志は固かった。どうも誠が選ぶ女は世話焼きで面倒みはいいが、気が強くて勝気な女性ばかりだ。母親に庇護されてきたボンボン育ちの誠に、女性は母性本能をくすぐられるが、その半面、女性は裏切りを絶対に許さない。そんな現実を前に誠のやることは酒を飲むこと。アルコール漬けの頭で考えを巡らせると、何事も面倒臭くなり諦めが早くなる。

離婚届に判を押し、小学校と幼稚園に通う子どもを残して誠が家を出たのは34歳のときだった。私鉄沿線に家賃6万5000円の1LDKのアパートを借りた。子どもが成人になるまで6万円の養育費を払い続ける約束をしたのは、子どもたちが可愛かったからだ。

夫は一流企業の社員、娘二人は私学、理想的な家庭

門倉涼子は福岡県北九州市郊外の十数代続く旧家に生まれた。旧家だからか、両親は近郊の子どもたちの教育に熱心だった。父親は自宅でそろばん塾を開いていた。声を荒立てたことなどない、温厚でやさしい父親だった。お酒も付き合いで口にする程度で、飲んで乱れた父の姿など見たことがない。母は子どもたちに習字を、若い女性にお花を教えていた。

涼子は言う。「小学生の頃の女の子ってグループを作るじゃないですか。私は一方のグループでリーダーのような立場でしたね」。高校時代は女子校の山岳部員だった。九州の名山、九重山《くじゅうさん》にリーダーとして部員4人を率い、2泊3日の登山の体験は楽しい思い出だ。

短大を卒業後、父親のそろばん塾と母親のお習字の塾を手伝ったが、転機は27歳のとき、女友だちと行った上高地の旅行だった。帰りの中央本線で、隣の席の背の高い眼鏡をかけた男性が、「パンをたくさん買って余っちゃったんですけど、よかったら召し上がってくれませんか」と、涼子たちに声をかけてきた。それをきっかけに喜朗《よしろう》と名乗る男性と親しくなった。福岡に戻る前に東京タワーを見学したいという涼子に、喜朗は東京タワーに同行してくれた。そのときに住所を交換し、展望台で撮った写真を喜朗が涼子の実家に送って、交際がスタートした。

涼子は言う。「彼はお父さんが早くに亡くなっているんです。お母さんが女手一つで彼を育てた。私の父も幼い頃に祖父を亡くして祖母に育てられています。祖母が苦労して自分を育てたことをわかっていたんでしょう。父は祖母にも他人に対してもやさしい人でした。だから女手一つで育った彼もやさしい人に違いないと」

結婚は28歳のときだった。長身で髪を七三にキチッと分けた喜朗は、国立大の薬学部を卒業して大手製薬会社のＭＲの仕事に就いていた。結婚した翌年に長女を、４年目に次女を出産。その年に東京郊外の私鉄沿線の住宅街に、４ＬＤＫの戸建てを購入した。

夫は一流会社の社員、娘二人は小学校から私学に通い、涼子は専業主婦。傍目には理想的な家庭に見えた。ところが――

付き合っているときから口数の少ない喜朗だったが、結婚して年数が経つにつれ、ますます無口になった。酒はほとんど飲まないから、晩酌を介して会話が弾むこともない。さらにここ1～2年は帰宅が遅い。涼子が不満を口にすると、「同僚の前で今日何時に帰るなんて、家に電話はできないね」と一蹴された。涼子は一抹の寂しさを感じたが、まっ、中年の夫婦なんてこんなもんだわ、と納得した。幼い頃から母親に手ほどきを受けた習字と、家の中に飾る花を楽しんでいた。そんなある日、事件は起こった。涼子が41歳のときである。

いきなり後頭部を鈍器で殴られたような衝撃

夫の部屋を掃除しようと、机の上の医学書を手に取ったときだ。本の間に挟まっていたものが、パラッと下に落ちた。

あら写真だわ。

涼子はポラロイド写真を摘《つま》み上げて何気なく目をやった。と、いきなり後頭部を鈍器で殴られたような衝撃が走った。それは涼子と同年齢の女性が笑顔で写る全裸写真。ホテルの一室で撮ったのか、後ろに見慣れた夫のカバンや上着、ズボンが写り込んでいる。

「この人、誰ですか……」

　思い悩んだ末に、喜朗にポラロイド写真を突き付けた。涼子は胸にしまっておくことができない性格だ。「昔の女だ」。写真に目をやると、喜朗はちょっと顔をしかめて答えた。涼子にはそれ以上の言葉がなかった。問い詰めると夫から決定的なことを告げられそうで怖かったのだ。心安くしていた喜朗の３つ違いの姉に写真を見せた。「これは涼子さんと知り合う前に喜朗が付き合っていた人で……」。姉は口ごもるような調子で涼子に告げた。

　この一件から夫婦の関係は決定的に冷え切る。喜朗との会話はほとんどなくなった。夫の帰宅時間も目立って遅くなった。涼子は家事に没頭したり、中学生と小学生の娘の世話に集中して気を紛らせた。

　だが、そんな涼子には励みになることがあったのだ。父親は数年前に他界したが、北九州の実家にいる母親が、涼子のもとで一緒に暮らす話が進んでいた。弟の嫁と折り合いが悪く、電話口で泣き出す母親は加齢のせいなのか、気持ちの落ち込みが激しいことを涼子は感じていた。「お母さん、私と暮らさない?」と言葉をかけると、素直に応じてくれたのである。夫の了解も取りつけ、母親の荷物も涼子の家に届きはじめている。来年早々から母親と一緒に暮らすことは、彼女のわびしい日常にとって大きな励みになっていた。ところが――

お酒は〝ガソリン〟

暮れも押し詰まった12月29日の朝の4時頃だった。家の電話がけたたましく鳴った。

こんな時間に……。涼子の脳裏に不吉なものが過《よぎ》る。

「ね、姉さん！　家が燃えているんだよ!!」それは弟の声だ。

「家が燃えているってどういうこと!?」

「母さんの家が燃えているんだよ!!」

母親は弟の家族と別に、同じ敷地に建つ家で一人暮らしをしている。その母親の家が火事だというのだ。涼子は朝一番の飛行機で実家に戻った。家は全焼、母親は焼死。

ショッキングな事実が後日、消防と警察から告げられる。母親の部屋には大量の灯油がまかれた痕跡があるというのだ。遺体には特別な外傷がない。母親は焼身自殺を図ったことが現場検証から判明したと署員は涼子に告げた。電話での会話で母親がかなりのうつ状態だったことは、涼子も気づいていた。だから一緒に暮らそうと勧めていたのだ。

妻の心中を察した夫からの言葉はなかった。娘たちに自殺のことは伝えなかった。

夫の裏切り、そして母親の焼身自殺——

身体が動かなくなった。買い物に行くこともキッチンに立つこともできない。何もする気がなくなってしまった。まともな状態ではないと自覚した涼子は、大学病院の心療内科を受診し、うつ病と診断された。「更年期障害でしょう」という医師の見立てだったが、母親の自殺のことは医師に告げなかった。

どうしたら当たり前の主婦の仕事がこなせるのか。ふと、アルコールが脳裏に浮かぶ。お酒を飲めば気分が晴れると言うではないか。夫は家でほとんどお酒を飲まない。涼子もアルコールを飲む習慣はなかった。家には盆暮れの届きものの缶ビールの詰め合わせがたくさんある。一度、試してみるかと缶ビールの栓をプシュと開け喉に流し込む。

涼子は言う。「お酒を飲んだら楽になりましたね。お医者さんが処方してくれた薬は効きませんでしたけど、お酒を飲むとエンジンがかかったようにエネルギーが湧いてくる。買い物にも行けるし台所にも立てるし掃除もやれる。家事ができるようになって」

キッチンドランカーのはじまりだ。ビールはやがてワインになった。朝、子どもたちを送り出し、学校が終わって塾から帰ってくるまで、リビングのソファーに横になりテレビもつけずに〝ガソリン〟を身体に流し込み続ける。酒量は増えて、いつしか１日に赤ワインを３本は空けるようになった。母親の死で、涼子には北九州の実家の土地や、親の預貯金等の財産分与が数百万円あった。

涼子はその金でタクシー遊びを覚える。朝、子どもたちが学校に行くとタクシーを呼び、ワインとグラスを手に小旅行に出かけた。箱根、富士山五合目、鴨川シーワールド。土日は時々家を空けて、一泊旅行に出かけた。山梨県甲府市の友だちの家や、三重県津市の友だちのところを訪ねたこともある。津市の旅行ではタクシー代が二十数万円かかった。

酒量が増えて連続飲酒の状態になっていく。食事の支度や最低限の家事はこなしたが、深夜、夫が帰宅する頃には酔っぱらって、リビングのソファーで寝入っている。たまに「あら、お帰りなさい」などと声をかけても、夫は一切無視である。「少しは酒を控えたらどうだ」とかも言われたことがない。夫婦ゲンカもした覚えがない。

そして離婚

飲酒が習慣になって7年ほど経ち、アルコールがないと、にっちもさっちもいかない状態になっている。このままではいけない、何とかしなければと涼子は考えはじめた。

離婚という文字が脳裏で現実味を帯びるのは40代後半である。家庭内離婚という言葉もよく聞く。冷え切った夫婦は珍しくない。3食昼寝付きだし、このままの暮らしを維持すれば金銭的には困らない。あとは自分の好きなことをやればいいじゃないか。離婚は娘たちの将来に悪影響を及ぼす。あえて事を荒立てることはないという考え方もある。夫の姉にも「涼子さん、子どものことを考えてあげて」と言われたが、長女は21歳、次女は19歳、ともに大学生になった。もう食事の用意をする必要もなくなった。

ある日、涼子は娘たちに家を出ることを告げる。「ママ、本当に離婚するの？　家を出て行くの？」と言う娘に、「あなたたちも、自分の人生を歩いていきなさい」。酔っぱらっていたが、はっきりした口調でそう答えた覚えがある。

「ママは大丈夫なの？」不安そうに問いかける娘に、「私は……、何でもやれる人間だから」。この時期、涼子は自分自身に数えきれないほど、そう言い聞かせている。

「私の娘なんだから、あなたたちは自分の人生をきちんと生きていける」。涼子は娘にそう告げながら、自分自身も鼓舞していた。

これからの人生を私らしく生きよう。

「裕福な家に生まれたキミは、好き勝手に遊んでいるけど、金のない家に育った僕は一生懸命、働いてきた」。会話がない夫婦だったが、夫のその言葉は覚えている。

結局、私と結婚したのは、私の実家のお金が目当てだったのかしら。財産分与されたお金はもうタクシー代に全部消えたわ。

夫は妻をわかろうとはしない。妻も夫をわかろうとする努力が失《う》せている。離婚するにしても、アルコール依存症だとか不仲な家庭だとか噂を立てられたくなかった。町内会の会長を引き受け、1年間その役割を果たすと、涼子は家を出る準備をはじめる。

住み慣れた東京郊外の私鉄沿線のマイホームをあとにしたのは、48歳の夏であった。家を出る当日、「送るよ」と喜朗もこれが最後と思ったのか、珍しく涼子に声をかけ、二人は最寄り駅まで歩いた。

「元気でやりなよ」「酒は控えろよ」なんてことも夫は一切口に出さず、黙々と歩き、駅の改札口で別れた。

「私はすべて捨ててきた」

貯金は夫と娘に渡した。マイホームも売却し、残ったローンを返済。しかし、余った金を夫と娘と4等分した金額では、1年も暮らしていけない。東京郊外の下町の狭いアパートでの生活がはじまった。一人暮らしも自分で働いて生活することも、48歳にして初めての経験だった。朝6時から昼まではスーパーで総菜作り、2時間休んで調剤薬局での事務仕事。

私は何でもできる人間だ――そう言い聞かせていても、お酒だけは手放せない。大量飲酒をはじめてから7年ほどを経て、アルコールが脳にへばり付いている。仕事が終わると赤ワインを2、３本は空けて、一緒に飲むビールはおかず代わりだった。固形物はほとんど喉を通らない。ほぼ酒しか口にしない涼子は痩せ細っていった。

自宅で意識を失ったのは、一人暮らしをはじめて1年半ほど経った頃だった。出勤しない涼子を不審に思った同僚がアパートを訪ね、倒れている彼女を発見し、救急車を呼び、涼子は総合病院に搬送された。入院して症状が落ち着くと、担当医から説明を受ける。

「アルコール、かなり召し上がりますか」。涼子は軽くうなずく。

「あなたの病気は、うちの病院では治せません」。医師は彼女に告げる。

あー、とうとう見つかっちゃった。

髪に白いものが交ざった小柄な内科医は血液検査の結果、肝臓の数値が飛び抜けて高いことで、アルコールとの関係を察知した。

「あなたはアルコール依存症が疑われます」

とうとう病名がつけられてしまった。

「どうされますか。専門のクリニックへの紹介状を書きましょうか」「ぜ、是非、お願いします」。涼子は即座に答える。

生きなくては……

私はすべて捨ててきた。これからやり直す。私は何でもやれる人間だ。

痩せ細っても、彼女の思いがしぼむことはなかった。涼子が東京郊外のアルコール病棟のある専門病院に3か月間入院したのは、50歳になる前年だった。

50歳、手が震える

田畑誠が女性問題で警察を依願退職し、離婚して二人の子どもと別れて、東京郊外の1LDK家賃6万5000円のアパートで一人暮らしをはじめたのは、34歳のときだった。ほどなく大手電機メーカーに再就職した。誠は電機メーカーの工場に勤務し、生産ラインの管理を担当した。仕事はきちんとやりたい性格だから、勤務中の飲酒は控えたが、帰宅してやることといえば酒を飲むことしかない。子どもたちへの養育費月々6万円と家賃、生活費を除いた残りの金は酒代に消えた。

誠は言う。「アルコールは脳の中の幸せを感じるホルモンの分泌を促すそうです。例えば家族旅行とか楽しい体験でも幸せを感じるホルモンは出るけど、旅行のためには金を貯めたり計画を練ったり、それなりに苦労しなければならない。ところがアルコールはコンビニで手に入る。すぐに気持ちよくなれます。これはいいと飲み続けていると、やがてたくさん飲まないと、幸せホルモンが十分に分泌されない身体になっていく。

ふつうの人でも会社や家庭にストレスがあると、酒を飲んで酔っぱらっていい気持ちになってリラックスする。酒で普段よりもプラス10の気持ちになってストレスを発散して、酔いが醒《さ》めればプラマイ0のふつうの状態に戻る。オレも30代後半まではかろうじてそんな飲み方ができていたような気がするんですよ。

酒の量が増えたのは、嫌なことを忘れてしまいたい、もっと気持ちよくなりたいという思いが、頭の中にあったんだろうな。アルコールへの耐性が身体に積み上がっていったんでしょう。そのうちに酒を飲まないシラフのときも気分が落ち込み、マイナスの状態になっていく。大量に酒を飲んでも、気持ちはプラス5ぐらいにしかならないんですよ。もっと気持ちよくなりたい。嫌なことを忘れたい。だから酒の量がさらに多くなるんです」

わかってほしいのは、大量飲酒が自分では異常だと思っていなかったというところだ。

「これは否認の病気だから」と誠は言葉を続ける。

「例えば釣りとかゴルフとか車とか碁や将棋とか、趣味にものすごく凝《こ》る人がいるじゃないですか。趣味に熱中していると嫌なことを忘れて気持ちがいい。オレもそれと同じだと。酒という趣味に凝って夢中になっているだけだと。そう思い込んでいたんです」

40代後半になると、月曜日の欠勤が目立ってくる。金曜日の夜から土、日と、昼も夜も関係なく酒を飲み続けるから、月曜日の朝は起きられない。「風邪を引いたみたいです。医者に行きます」。会社にはその都度、電話を入れた。離脱症状を自覚したのは50歳になる前だった。アルコールが切れると手が震える。仕事はきちんとやりたいが、手が震えて伝票を書くのに困った。50歳を過ぎる頃にはまともに歩けず、足を引きずるようになった。欠勤は目立ったが、持ち前のマジメさで覆い隠せたのか、職場で誠を責めるような同僚も上長もいなかった。だが、誠にはかえってそれが重荷になった。

いずれ職場で酒のことが噂になり、叱責されるに違いない……

そんな思いがストレスになって職場に居づらくなる。居づらさが自分の中で膨らむと、お酒のことが職場で問題になる前に、自分から身を引こうという思いになっていった。17年間、勤めた会社を依願退職したのは52歳のときだった。

「オレは病気だったんですね」

会社を辞めると、仕事のことを考えなくてすむ。１ＬＤＫのアパートで毎日、昼夜の区別なく、果てしなくお酒を飲み続けた。

誠は言う。「量を飲むのが面倒臭くなってきて、ジンやウォッカとかアルコールの濃い酒をストレートで飲む。味わうとかじゃない。もうこの頃にはシラフでいると手は震えるし、気持ちはマイナス15ぐらいに落ち込んでしまう。飲まないと生きていけない。苦しさから逃げるために、それこそ生きるために飲むみたいな感じ。でもいくら飲んでもマイナス５ぐらいにしか気持ちが戻らない。いつも落ち込んでいる。そんな状態から抜け出したいからもっと飲む。ご飯とおかずとか、そんなまともな食事は喉を通らない。酔いつぶれるというよりも毎日、失神していたんでしょう。でも２〜３時間で目が覚めてしまう。目が覚めると、気持ちが落ち込んでどうしようもなくなる。だからまた飲む。

それでも病気だなんて自覚は、まったくなかったんですよ。趣味をやり過ぎて仕事を辞めちゃったりとか、人生を踏み外す人がいますよね。オレもそういう類《たぐい》の人間だと思っていたんです。趣味を抑えられない。自分は意志の弱い、どうしようもない人間だと自分を責めましたが、酒が悪いと思ったことは一度もなかった」

まともに食べられない、眠れない。それでも大量の酒を飲み続ける。脳が「飲め！」と要求しているかのようだった。ガリガリに痩せた。半年ほどそんな生活が続くと、わずかな退職金も底をついてくる。それでも中毒という言葉が頭を過ることはなかった。

苦しい……

アパートの一室で孤独死をとげてもおかしくなかった。だが誠の場合、身体がつらさに耐えられなくなった。

「オ、オレ、もうダメだ……」

ある日、誠は2歳下の弟の武《たけし》にそんな電話をかける。アパートに駆け付けた弟は数えきれないほどの酒瓶が転がっている部屋で、立ち上がることさえできない兄を見て、「兄さんはアル中だ！」と、声を上げる。

武はすぐに専門病院を調べ、東京近郊のアルコール病棟のある専門クリニックに誠を連れて行く。誠を診察した医師は即座にアルコール依存症と診断。弟は兄の入院手続きを取った。

誠は言う。「正直、ホッとしました。趣味の酒を止められない、オレはこらえ性のないダメな人間だと、自分を責めてばかりいたんですが、オレは病気だったんですね」

入院時に見られた手の震えや異常な発汗などの離脱症状は、投薬治療が効いて１週間ほどで治まっていった。

「まずうまくいくわけがないと、みんな思っている」

入院中の涼子は、一刻も早くアルコール依存症を治す方法を模索していた。もっと心に響く話を聞きたい。入院して２週間ほどすると、涼子は医師の勧めもあり、病院の近郊で行われる断酒会の例会に出席した。断酒会は言いっぱなし、聴きっぱなしが原則だ。例会にはいろんな人が参加する。断酒して間がない人の話から何十年も酒を断《た》っている人の話まで、じっくりと耳を傾けた。断酒を積み重ねると、心境がどのように変化していくのかがわかり、涼子が断酒するうえで大いに参考になった。

治療や断酒会を通して、アルコール依存症は脳の病気であること、樹木が年輪を刻むように生涯、断酒という年輪を身体に刻み続けること、何十年断酒していても、ひとたび酒を口にすれば、以前の大酒飲みに戻ってしまうこと。涼子はこの３つを胸に刻み込んだ。

病院内では定期的に例会があり、入院患者が談話室に集まり、病院が招いた講師の体験談を聞くプログラムが組まれている。あるとき、講師として呼ばれた自助グループの代表者がこんな話をした。「断酒を続けるうえで一番の天敵はストレスです。ストレスの少ない生活をすることが大切なんです。皆さん、無理をして働く必要はないじゃないですか。日本では生活保護という大変いい制度があります。私たちのグループでは、働かなくても1日4000円はもらえるようお手伝いをします。公助を利用して生活保護を受給し、ストレスのない暮らしをする、それがアルコール依存症の治療にとって最良の道です」

講師が去ったあと、話の内容に談話室にいた入院患者の何人かがざわついた。「何、あの人⁉」と声を上げたのは涼子だった。「生活保護を受けて遊んで暮らせだと。オレたちをバカにするな‼」そう憤慨する患者もいた。その一人が、入院していた誠だった。

誠は言う。「確かにアルコール依存症の患者の中には、生活保護をビジネスにする連中に身を預けて暮らす人もいます。頑張らなくてもいいんだよと説いて、アルコール依存症の人の心を楽にし、金儲けにつなげる組織もありますよ。でも入院している人はオレも含めて50代が多かった。子どもも嫁さんもいて、家のローンを抱える人もいる。自分にプライドを持っている人間が多かった。何とかアルコール依存症を治療して、社会復帰しようと頑張っているのに、生活保護で暮らせばいいと言われたら、そりゃカチンときますよ」

講師がいなくなっても、談話室に集まった入院患者たちは「あんな講師を呼んだ病院に文句を言おう！」「そうだ、病院に一言いいたい！」と憤慨が収まらない。そのときに「まあ、待て」と、涼子たちの前に立った誠は、「みんなが頭にくる気持ちはよくわかる。よし、オレが患者を代表して病院にしっかりと言ってやる！」と声を上げた。誠は抗議のため、ナースステーションに向かった。

「我々は依存症を治して社会復帰して、夢を実現するためにここにいるんだ！　生活保護で暮らせって、ふざけるな!!　あんな講師を二度と呼ぶな！」ナースステーションの外の廊下で成り行きを見守っていた涼子の耳に、誠の強い語調の声が聞こえた。

昼間、院内の談話室で誠と涼子が話をするようになったのは、この出来事からだった。大学3年のときに年上の女と駆け落ちしたこと。子どもが二人いること。33歳のときに浮気をして警察官を辞め離婚をしたこと。依存症が進行し、仕事を辞めて酒浸りの生活の末に、アルコール病棟に担ぎ込まれたこと。同じ病気を抱える者同士、隠し事をする必要はなかった。

涼子もアルコール病棟にたどり着くまでの軌道を誠に語って聞かせた。北九州の旧家の生まれであること。大手製薬会社の社員と結婚して子どもが二人いたが、夫の浮気を知ったこと。母親が焼身自殺をとげたこと。それらが原因でお酒にはまったこと。娘たちが成人したのを機会に離婚を決意し家を出たこと――

誠のほうが涼子よりも2週間ほど早く退院した。退院のときに誠は自分の携帯の番号を書いた紙を涼子に渡した。

誠は言う。「それまでの人生は酒を飲むことを最優先していたけど、酒が抜けて初めてこれから先のことを考えられるようになったわけですよ。彼女は目がクリッと大きくて鼻が高くて美人だ。オレも50歳を過ぎていて、これから人生をやり直す気なら、よっぽどしっかりした女性じゃなきゃ無理でしょう」

誠がアルコール病棟を出て2週間後に退院した涼子は、誠に連絡を取った。涼子のアパートと誠のアパートの中間の駅前のスターバックスで、3日に一度は会った。二人の話は発展していく。

「この前、病院に寄ったら看護師さんに『あなたたち、結婚するかもしれないと噂が流れているけどほんと?』って、言われたわ」「アルコール病棟で知り合った患者同士が、一緒になるなんて話は前代未聞だろうな」

誠は少し言葉を切り、「まずうまくいくわけがないと、みんな思っている」と、苦笑いする。アルコール依存症は生半可な病気ではない。一生断酒を続けなければならない。少量でも飲酒をすると以前のように地獄行きである。そんな時限爆弾を抱えているもの同士が、夫婦になってもうまくいくはずがないと、誰もが思う。

「でもね」。涼子が少し微笑む。

「みんながダメだと思っていることが、もしうまくいったら面白いじゃない」。歌うように言った。

「そうだな」。誠も口元をほころばす。そして誠は真顔で涼子にこう告げる。

「オレを……」「助けてほしい」

涼子は言う。「私はもう一度、人のために台所に立ちたいと思っていましたから。人生の3分の2近くを過ぎている人間同士で、お互いに性格を変えることはできないけど。二人の間には大切な接点がある。それが断酒で、私が彼を助けてあげられるのなら――」

「オレの中には〝得体の知れない何か〟がいる」

付き合って3か月ほどしたある日、誠は涼子に部屋の鍵を渡す。誠は仕事をはじめていた。前職は工場の生産管理だったが、作業を補助するときのためにフォークリフトの免許も取得した。それが役立って再就職が決まる。涼子は誠が仕事で留守のときにアパートを訪れ、部屋に女っ気がないことを自分の目で確認。土曜日の混雑しているスターバックスの店内で、「結婚しましょう」と誠に告げた。普段着で写真館を訪れて写真を撮った。それが二人の結婚式だった。家賃6万5000円の1LDKの誠のアパートで新婚生活がはじまる。誠54歳、涼子49歳だった。

二人で断酒をする。アルコール依存症から脱出し、人生をやり直し生まれ変わる――。問題なくそんなことが実現すると思うほど、誠も涼子も人生経験は浅くなかった。

誠は言う。「断酒会への参加は酒を断つうえでは必要で、オレも退院して地元の断酒会に入会したわけですよ。例会に参加した人が自分の飲酒体験を話す形で進行するんですが、オレが入会した断酒会の幹部は、『あんた依存症同士で結婚したのかい？　信じられないねぇ』とか、チャチャを入れてくる。こっちも我慢できないタイプだから、『断酒会のルールを守れよ。うるさいんだよ』とか、頭にきて言い返して断酒会から足が遠のいてね」

涼子は言う。「結婚して半年ほどして、彼のお母さんが亡くなったんです。葬儀場での通夜ぶるまいの席に私は遅れて行ったら、彼の弟の武さんが喪主で。席が3列あって、祭壇の真ん前の席に別れた奥さんと子どもたちが陣取るようにいて。主人は一人きりで隅っこの席に壁を向いて座っていた。彼のあんなみじめったらしい姿を見たのは初めてでした。私は主人を促して、『真ん中の席に祭壇を向いて座りましょう』と、前の奥さんと子どもたちの間に割って入る形で、彼を祭壇の前に座らせたんです。

親の反対を押し切って結婚して、離婚してアルコール依存症になって、50歳過ぎて私と再婚して。そりゃ親不孝を重ねてきたかもしれませんよ。でも、彼はきちんと6万円の養育費を払い続けてきた。親として約束を果たしてきたんです。第一、主人はこの家の長男ですよ。お義母さんに大切に育てられたことは主人から聞かされていましたし、堂々としていればいいんです」。旧家育ちの涼子は冠婚葬祭の際の席順とか、家長として長男に重きを置く日本の家のしきたりとかを重要視する。彼女は言葉を続けた。

「私は先に帰りましたが、その夜、『オフクロのそばで武と酒盛りをした』と、聞かされました。弟に悔しい思いを聞いてほしかったのでしょう。お母さんの思い出話をしたかったんでしょう。それがきっかけで……。彼がお酒を飲む気持ちがわかりましたよ」

誠は言う。「断酒会でチャチャを入れられたり、オフクロの葬式でつま弾《はじ》きにされたのは寂しかったけど。でもそれが原因でスリップして酒を飲んだわけじゃないんです。その前から酒が飲みたい強い衝動のようなものに時々、襲われていて。何かがあって飲酒したとか、常識で測っちゃいけない。オレの中には〝得体の知れない何か〟がいるんです」

最初は涼子に隠れて強い酒をあおった。だが、もう止まらない。１週間もするとコンビニで買ったストロング系缶チューハイを妻の目の前であおっていた。普段ははっきりものを言う妻だが、夫の再飲酒に何も言わなかった。

涼子は言う。「飲みはじめたら、何を言っても無駄ですよ。アル中なんてそんなもんです。再飲酒は織り込み済みでした。アルコール依存症がどんな病気か、入院中に勉強しましたから。お酒の味は簡単には忘れられない。何かのきっかけでコップ一杯飲めば、それで堕《お》ちます。断酒は私たちの絆ですが、それはお酒を飲まないことではない。どちらかが堕ちたときに正気でいるほうが助ける。私には彼を支えて、彼を変える力がある。そんな思いは一緒になったときから、ずっと変わりませんでした」

涼子のアルコール依存症は軽度だったのか、それとも両方とも崩れるわけにはいかないという強い自覚が彼女を支えたのか。夫が目の前で酒を飲んでも、妻が酒を口にすることはなかった。アルコール依存症といっても人それぞれだ。

「この病気はね、脳がいかれる病気だからね」

誠は働き口を得たが、涼子は主治医の勧めで仕事に就かずにいた。専業主婦の立場から家を出ていきなり掛け持ちで仕事をして、そのストレスで大量飲酒につながり倒れたという経緯を考慮し、医師はしばらく仕事を控えるようアドバイスをした。

再飲酒がはじまり、大量に飲むので朝がつらい。「おい、今日は会社を休むと連絡を入れてくれ」。誠は涼子に頼む。「田畑の家内ですが、主人が体調を崩しまして熱もあります。今日は会社を休ませてください」。涼子は渋々、会社の上司に電話を入れる。そんなことが何回か続いたある朝、誠の会社に欠勤の連絡をすると、「あんた何をやっているんだ！　大黒柱がしょっちゅう体調を崩すようじゃどうしようもない。主婦として家でどんな管理をしているんだ！」と、電話口で夫の上司に叱責される。

「あんたのお酒のことで、私が他人から怒鳴られる筋合いはない！」カチンときた涼子は誠に向かって言い放つ。

「あんた、今から出勤してその赤い顔を見せて、『これじゃ仕事はできません』って、上司にはっきり言いなさい！」涼子の剣幕に、誠は渋々家を出て会社に向かう。職場で誠と顔を合わせた上司は文句も言わずに、「今日は帰っていい」と告げた。

朝は時間をかけて櫛で長い髪をとかし、化粧を整えるのは涼子の若い頃からの習慣だ。この朝も髪をとかし、化粧も終わる頃、ガチャと玄関のドアが乱暴に開く。ドシドシと荒い足音がこちらに近づく。振り向く間もなかった。

ジョキジョキジョキ

誠は手にしたキッチンバサミで、涼子の後ろ髪を躊躇《ちゅうちょ》なく切り落とした。「オレはお前の言うとおりに職場に行って、恥をかいてきたのに、お前は化粧をしてどこかに遊びに行くつもりか⁉」

このときはしばらくして、涼子から「ショートヘアーの似合う髪型にしてくるからお金ちょうだい」と、声をかけた。

すべてお酒がさせていることなのだ。あの人の意思ではない。アルコール依存症を勉強している涼子は自分に言い聞かせたのだが。

誠の飲酒は収まらない。それから半年ほどした3月下旬だった。この日、涼子は久しぶりに女友だちと会う約束があった。窓から早春の暖かい日差しが差し込み、気分が和んだ涼子は、前の家から持参したお気に入りのブラウスと、チェックのワンピース、ブルーのハーフコートをクローゼットから取り出し、外出の準備をしていた。この日は土曜日で仕事がない。

誠は朝からストロング系缶チューハイを飲んでいる。4本目が空こうとしていた。

「お前、ずいぶん楽しそうだな。どこに行くんだ」。嫌な予感がして涼子は返事をしなかった。「オレはどこに行くんだと聞いているんだ！」誠が声を荒立てる。

「友だちに会いに行くのよ」。きつい目を向け、涼子は言い返すように返事をした。誠がテーブルの椅子から立ち上がる気配がし、涼子は誠に目をやる。台所から出てきた誠の右手には、キッチンバサミが握られている。涼子に恐怖が襲う。

「オレはな、右向けと言ったら右向く女としか付き合ったことがない！　どこに行くんだと聞いているんだ!!　友だちに会いに行くって、前の亭主じゃないのか!!」そう叫ぶと、手に持ったキッチンバサミで、涼子が用意した服をジョキジョキジョキと切り刻みはじめた。恐怖で声も出ない涼子は這うようにテーブルの上の携帯電話を手にし、110番を押した。

すぐに警官が駆け付ける。切り刻まれた服とおとなしくなった誠を前に、「奥さんですか」と警官は確認を取り、事情を聞くと外に出るよう勧め、誠がいないところで「被害届を出してください」と、涼子に促した。刃物で妻の服をズタズタに切り刻むアルコール依存症の夫、これを放置すると重大なトラブルに発展する可能性がある、事件が起こる前に何らかの処置をしておくべきだ。警官の被害届の勧めには、そんな背景があったに違いない。

だが涼子はうなずかなかった。被害届を出して誠がパトカーに乗せられ警察署に連れていかれるのが忍びなかった。「じゃあ、どうしてほしいんですか」。警官は少し顔をしかめ涼子に問うた。「こういうことがあった、女房の服を切り刻んだアル中の人間がここに住んでいる、という記録を残しておいてください」。涼子は警官にそう訴えた。

誠は言う。「なんでそんなことをしたのかって。酔っぱらっていて、わからないんだよね。よく、酔っぱらっていたから覚えていないとか、失敗を酒のせいにするヤツがいるね。『酒のせいにするな、卑怯だぞ』と、ふつうの人は思う。でもアルコール依存症になると本当に覚えていない。なんでそんなひどいことをしたのかわからない。しばらく断酒して飲みだすと、前よりももっとひどい状態になる。この病気はね、脳がいかれる病気だからね」

いつかもっとひどいことが起こるかもしれない……、二度あることは三度あると言うじゃないの。もう一度、一人で生きるときのことを考えなくてはいけない。

涼子の脳裏に誠との生活の破綻が過った。彼女は近所のデイサービスの事務所を訪ねる。「何の資格もないんですけど、介護の仕事を手伝わせてくれませんか」と頼み込む。涼子は週に3回、5時間ほど介護の仕事をはじめて、ヘルパー初任者の資格を取得する。

ガツン

誠の飲酒は止まらない。欠勤は目立つが、だましだまし仕事は続いている。涼子はきつい目を夫に向けるばかりで、相変わらず「酒を飲むな」と口にしない。口を酸っぱくして訴えても、アルコール依存症の人間は酒を断つことができないことを涼子は知っている。

決定的な事件が起きたのは、服を切り刻んだ翌年の春だった。酒を止めることができない誠は、涼子に後ろめたい気持ちを常に抱いている。涼子の目の前で酒を飲むと、申し訳ないという気持ちが働く。この日は給料日で懐が温かかった。会社の帰りに顔馴染みのママがいる近くのスナックに立ち寄り、ホワイトのウイスキーボトルを空にして帰宅した。

「今日はもう飲まないぞ、断酒だ！」声を張り上げる誠に向かって、「京子さんのところで飲んできたんでしょう。京子さんは私みたいにお酒を飲んでも嫌な顔をしないしね。当たり前よ、向こうは商売なんだから、あんたはいい気分になってたくさん飲んでお金を使って、バーカじゃないの」。涼子は、酔っぱらって帰宅して、もう飲まないと平気で言う誠に腹を立てていた。スナックのママの京子とは近所のスーパーでもよく会うし顔馴染みだった。誠もそれを知っている。そんな気安さから京子の名前を出し、嫌味を言ったつもりだった。

が、スナックのママの名前、金を使わせるための愛想笑顔、バーカという涼子の言葉……。

酔っぱらった誠の頭でこれらが渦巻き、収拾がつかなかった。

ガツン
鈍い音が1LDKのアパートに響いた。誠の振り上げた右の拳が涼子の形のいい鼻筋にまともにさく裂した。涼子は顔を手で押さえる。指の間から血がみるみる滴《したた》り落ちる。

「ウワーッ！」

涼子は叫び声を上げると、手で顔を押さえて家の電話の子機を握りしめ、部屋から飛び出し110番通報をする。「怪我しました！　血が止まりません!!」切羽詰まった深夜の女性の声に、警察はパトカーのサイレンを鳴らしてアパートに急行した。血だらけの涼子を見て警官は119番通報。涼子は救急車で病院へ、誠はパトカーで所轄の警察署に連行された。

レントゲン写真を見た医師は、鼻が折れていることを告げる。夫のDVで鼻がへし折れたのだ。「奥さん、被害届を出しなさい」。病院に出向いた刑事は、治療を終え顔に大きな絆創膏を貼り付けた涼子に勧めた。夫に暴力を振るわれたのは一目瞭然だ。1年前の服を切り裂いた事件の記録がある。今度は暴力事件だ。立派な犯罪である。刑事事件として立証できる。このまま放置したら、もっと深刻な事件に発展する可能性すらある。

だが刑事に促されても、涼子は「夫に殴られました」とは言わない。黙っている。家に戻るのは怖い。「刑事さん、保護してください」と訴えた。涼子は夫からのＤＶ被害から逃れるために、公的に用意されたシェルターに保護された。

誠は言う。「なぜ殴ったのか、ベロンベロンに酔っぱらっていたから覚えてない。あれだけのことをやったんだから、カミさんが被害届を出すと覚悟しましたよ。傷害事件の容疑者として逮捕され、留置所に入れられて調書を取られ、そのあとは多分、起訴されて裁判にかけられる。オレも警察官だったから先がわかるわけ。ところがカミさんは被害届を出さなかったんですよ。オレは身柄を拘束されずに家に帰された。だけど、もう終わったって誰だって思うでしょう。一緒になって半年後から3年近く飲み続けて、挙句の果てに酔っぱらってカミさんを殴って血だらけにして、ふつうは愛想を尽かされますよ」

一人きりのアパートで誠は忌まわしい出来事を忘れるため、仕事も無断欠勤して、大酒におぼれるしかなかった。

ドンドンドン

シェルターに避難した涼子は後日、警察署に呼ばれて事情を聞かれた。だが被害届の提出には応じなかった。なぜだろうか。彼女はキッチンの付いた六畳一間のシェルターで、顔面の痛みを感じながら、誠との思い出を一つずつ整理していた。

もうダメなのか——

そんな思いの半面、脳裏に浮かぶのは入院中、生活保護で暮らせばいいと公言した講師にみんなが怒ったとき、その怒りを代表して、「オレたちには夢がある」と病院側に強い口調で抗議した姿。前の亭主のような酒におぼれる女房を無視する、火中の栗を拾わない、毒にも薬にもならない男とは違っていた。

養育費の6万円を十数年欠かさずに払った責任感、母親の通夜で隅の席で一人背中を丸めてしょんぼりとした姿、一緒になろうと決めたときの「助けてほしい」という言葉——

「私、帰りたい。警察の方と話をさせてください」。そう職員に申し出たのはシェルターに入居して1週間が過ぎた頃だった。シェルターの入居者は夫のDVから逃れてきた女性が多い。男に居場所を知られると再び暴力を振るわれる可能性が高いので、シェルターの場所は明らかにされていない。「安心して、これからの自分の生活を考えなさい」と、担当の職員は入居者に声がけをする。男から受けたDVがトラウマになって社会復帰が叶わず、生活保護に頼るケースも少なくない。元警察官の誠は、涼子がシェルターに避難したことを察していた。

ドンドンドン

酔っぱらった誠の耳に、いささか荒々しくアパートの扉を叩く音が響いた。

「はい」。誠は酔っぱらっている。立ち上がると千鳥足で玄関に向かう。

「どちら様で」「警察のものですが」。誠はドアを開く。と、そこには上背のある二人の警官とその横に小柄な涼子がいる。クリッとした大きな瞳、筋の通った鼻、細い顎、目鼻立ちの整った妻は、顔に広がった青あざを誠に向け、微笑んでいる。

なんていう女だ……

誠は怖くなった。自分は地獄の底に落ちるしかないとやけを起こしていた。ところが妻は青あざに笑顔を浮かべてたたずんでいる。アクシデントを危惧して同行した警官は、ほどなく「ありがとうございます」という涼子の丁寧な挨拶を背に、部屋をあとにする。

誠と向き合う。誠の酔いはほとんど醒めている。涼子は言った。

「私は一緒になった人と、正々堂々と生きていきたい」。そして言葉を続けた。「もう真綿で自分の首を絞めるようなことは、終わりにしてください」。面と向かって涼子が誠の飲酒に意見したのは、このときだけだ。

「もう1回、あなたのことを信じてみたい」と、涼子は口にしない。その言葉は心でつぶやいていた。

死なないことが人生の目的ではない

誠の給料はほとんど酒代に消えた。無断欠勤が続き会社に居づらくなり自ら退職した。涼子の介護士としてのパート収入は、いくらにもならない。夫婦は生活費に困っていた。生活保護を申請したが、その条件を満たすにはアルコール病棟に再入院し、治療を受けることが必須だった。入院の費用は公的機関が負担する。誠は3年半前と同じ、アルコール依存症治療の専門クリニックに再入院する。

誠は言う。「最初の入院は意味があったけど、2回目は情けなかったね。断酒しなければいけないとわかっているのにそれができない。恥ずかしかった」。入院は1か月間だ。入院し強制的な禁酒で徐々に焦点が定まっていく脳裏で、誠は自問自答を繰り返した。

なぜ、断酒をするのか？　お前の人生は酒での失敗ばかりじゃないか。なぜもう失敗したくないんだ？　そりゃ再婚して……、再婚してなんだ？　どうしたいんだ？　人生をやり直したい、なぜやり直したいんだ？

何度もそんな自問自答を繰り返し、徐々に思考の焦点が絞り込まれる。そして、たわいもない一つの言葉がふと脳裏を横切り、視界が開けた。

オレは……幸せになりたい……

そうだ。なぜ再婚をしたのか。幸せになりたかったからじゃないか。なぜ断酒をするのか。死なないためではない。死なないことが人生の目的ではない。人に迷惑をかけ続けたこんなオレでも、幸せになりたい。そのためには酒が邪魔だ。断酒は幸せになるための手段なんだ。

幸せになりたい——、たどり着いたのはそんな実感だった。たわいもないその実感が、振り返ると誠の〝底つき〟だったのかもしれない。アルコール依存症のアリ地獄から脱出する踏み台になったのかもしれない。

退院し、涼子との暮らしが続いた。ほどなくビルの清掃の仕事を得て、介護の仕事をする妻との収入を足せば、生活保護の暮らしから抜けられる現実が見えてきた。

そして再飲酒

そんな矢先、誠が再び酒を飲みだす。２度目の退院から４か月ほど経っていた。再飲酒の原因は何でもいいのだ。ちょっとした嫌なことがあるとフラフラとコンビニに入り、無意識に酒をあおって頭の中の引き金を引く。わかっちゃいるけどやめられないのがこの病気である。いつものとおり隠れて酒を飲んだが、酒量が増えれば隠すのが面倒臭くなる。

再々飲酒にさすがに涼子も匙《さじ》を投げかけた。シェルターから戻ったとき、言葉にしなかった、「もう一度だけ信じる」という思いが彼女の中でぐらついた。

涼子は言う。『あの人の病気はもう治らないかもしれない。自分のことを一番に考えなさい』と、私は何度も心の中で繰り返しました」。介護の仕事を週3回から5回以上に増やした。経験を積めば介護福祉士の資格を取得する道が開ける。資格を取得すれば月に30万円ぐらいは稼げると聞いている。収入が増えれば一人で生きていける。

幸せになるためにマイホームと家族を捨てて、幸せになるために再婚したが、それが叶わないのなら、もう一度やり直すしかない。一人の生活に慣れることからはじめよう。彼女は誠に1週間ほどの外泊を告げ、友だちの家に泊まった。

誠は言う。「外泊するって、オレに愛想が尽きたってことでしょう。2度目の入退院で、これからの人生の目標が見えていたから、参ったね。困った、本当に途方に暮れた。カミさんがシェルターに入ったときは自暴自棄になって酔っぱらっていたから、カミさんがいなくなった実感はあまりなかったけど。今回は酒を飲む気になれなかったね。これからの人生でオレにとって、どうしても必要な女だと思い知らされました」

１週間後、帰宅した涼子は、シェルターから戻ったときとは違い不機嫌だった。誠が酔っぱらっていたら、荷物をまとめてしばらく別居しようと考えていた。不機嫌そうな様子から涼子の気持ちを察したのか。それまでの人生で自分から非を認めることはまずなかった、謝ることが大嫌いな誠は涼子の前でうなだれた。そして、

「申し訳なかった。酒を飲まないように頑張ってみるから、もう1回チャンスをくれ」。はっきりとした口調で言い、涼子に頭を下げた。

何が一番怖いか

それから1年半ほど誠の断酒は続いた。そんなに長い間、酒を断った生活は成人してから初めてだった。もちろん、フラフラとコンビニに入って、缶チューハイを手にすることも一度や二度ではなかったが、ときには歯を食いしばって飲酒欲求を抑えた。いつの間にか、酒が飲みたくなると涼子の顔が自然と目の前に浮かんでくるようになっていた。

オレはアルコール依存症から、カミさん依存症になったのかもしれない。

自分の心を「カミさん依存症」に仕向けたことに誠は苦笑いする。自分のビル清掃の仕事

と、涼子の介護の仕事で生活も安定した。その頃、通っていた地元の断酒会のメンバーから、会長を引き受けてくれないかという打診を受ける。「あなたはどう思っているの?」いつものように単刀直入な涼子の問いに、腕を組みしばし考えを巡らせた誠は「引き受けてみたいな」と告げる。誠は言う。「オレは人に何か言われたくない性格ですからね。わがままを通すには会長が一番なんですよ」

誠は地区の断酒会の会長を引き受けるにあたって、一つ条件をつけた。それは、それまでの「断酒会」という名称を「新生会」に変更したいという提案だった。その名称の意味を涼子が語る。「断酒は手段で目的ではないと、彼から聞いていましたから。『新生会』には生まれ変わった気持ちで、新しい人生を生きようという意味があるのでしょう」

会長職はボランティアだ。誠が新生会の会長に就くと、涼子は会員の月例費の会計を担当し、例会には誠とともに毎回出席した。涼子が例会に出席することで、他の断酒会では語れないことに言及できると誠は言う。

「例会には、アルコール依存症の人を家族に持つ家族会の人も出席します。主にアルコールに問題がある亭主を持つ女性ですが、女性はアルコール依存症の夫に愛想が尽きても、離婚する人は少ない。でもうちのカミさんは家族より自分の幸せを探した。例会でそんなことを語ることもあります」

　例会では会員の前で涼子の半生をかいつまんで語り、こう続ける。

「アルコール依存症の人間の99％は、家族は自分を見捨てないと思っています。でも、うちのカミさんは修復が不可能だと思ったとき、それまでの家庭を全部捨てて、自分の人生を探した。そんな人間もいるんです。カミさんがそうでした。アルコール依存症の本人もその家族も何が一番怖いか。それはしょうがないと絶望することです」

　新生会の会長になって４年、誠の断酒は間もなく6年になる。今は地区の断酒会のみならず、断酒会をいくつか束ねた断酒会の連合組織の責任者も兼ねている。「会長に就いて酒飲んでいる暇がなくなりましたよ」と、手を頭に置いて笑顔を向けるが、生涯、断酒を続ける自信はあるのか。そんな問いに誠は答える。

「多分。でもね、万一、カミさんに先立たれたら、大酒飲みに戻るかもしれない」

　そして涼子は言う。

「私が生きている限り、彼はお酒を飲みませんよ」

人に依存できない病――依存症のメカニズムとは

国立精神・神経医療研究センター
精神保健研究所薬物依存研究部部長
同センター病院薬物依存症センター長　松本俊彦《まつもととしひこ》さん

依存症とは何か。その正体について、国立精神・神経医療研究センターの松本俊彦医師にレクチャーをお願いした。松本医師は日本で数少ない、依存症の治療を担うドクターである。覚せい剤等の薬物の依存症が専門だが、アルコールもエタノールという薬物である。

松本俊彦医師は言う。「統計上、他者に対する暴力や迷惑行為を働く薬物として、断トツに危ないのはアルコールです。脳の萎縮や臓器障害も、アルコールが最も深刻に影響が出ます。大麻とアルコールを比較すると、身体にはアルコールのほうが悪いと思うのですが」

お酒はコンビニでいつでも手に入るが、大麻の所持・使用に関しては、大麻取締法違反での厳罰は周知の事実だ。松本医師は言う。「アルコールは大多数の国民に好まれています。アルコールを禁止すると、大衆の不平不満が渦巻く。だからお酒に対しては寛容なんです。つまり薬物の合法非合法について、医学にもとづいた合理的な区別はないのです」

松本医師は依存症の説明をするとき、欧米の実験心理学の研究者が行なった実験の結果を例に挙げる。それはこんな実験である。

32匹のネズミをランダムに２グループに分ける。一方のグループの16匹は１匹ずつ牢獄のような檻に閉じ込める。他方の16匹はまとめて広い場所に集め、おもちゃを与え、コミュニケーションや交尾もし放題、ネズミたちの楽園を形成する。最初の４日間は両方のグループともに依存性の強いモルヒネ水を与え、５日目からはモルヒネ水と水を与える。さて、モルヒネ水の消費量が多いのはどちらのグループか。断トツで檻に閉じ込められたネズミだった。楽園のネズミはほぼ全部がふつうの水を選んだ。楽園のネズミはモルヒネ水の快楽より、仲間とのコミュニケーションが楽しかったのだろう。

次に檻のネズミのうち、１匹を楽園のネズミたちの中に移してみる。最初は片隅でモルヒネ水を飲んでいるが、そのうちに他の仲間に受け入れられ、輪の中に加わり、ふつうの水を飲みはじめる。しばらくすると、どれがモルヒネ中毒のネズミかわからなくなっていった。

この実験から、コミュニケーションの輪から外れ、孤独でしんどい状態に置かれると、依存症になりやすいことが見えてくる。またこの実験は依存症からの回復のヒントを与えてくれる。それは、孤独にさせてはいけない、みんなで包摂することが大切だということだ。

松本医師は言う。「戦前、アルコール依存症といえば人格破綻者で、『治らない、治療お断り』の状態でした。戦後、ＡＡ（アルコホーリクス・アノニマス）や断酒会やお互いに支え合う自助グループが普及し、アルコール依存症の克服が現実化した。自助グループには社会的に発言する人も多く、アルコール依存症への偏見も、徐々に払拭の方向に動きました」

松本俊彦医師は、そもそも依存症という言葉が好きではないと話を続ける。「『自己責任だ』『自立しろ』とか、依存がいけないかのような言葉を、近年よく耳にしますが、そもそも人は、何かに依存して生きています。例えば仕事のあとの一杯のビール。コーヒーやタバコで一服して気持ちを切り替える。友人や家族や恋人との会話を楽しみ、ときには愚痴を聞いてもらいストレスを軽減したり。自立している人は、いろんな依存先があるものです。

治療を必要とする依存症者は、人に愚痴ったりボヤいたり助けを求めたりせずに、化学物質だけで自分を支えようとする人たちです。依存症とは、『安心して人に依存できない病気』と言えるかもしれません」

覚せい剤に関して厳罰主義の日本では、1回でもやればその目くるめく快感のために中毒になってしまう恐ろしい薬物。「ダメ。ゼッタイ。」「覚せい剤やめますか？　それとも人間やめますか？」等々、覚せい剤追放キャンペーンの標語が繰り返し喧伝され、人々の頭に焼き付いている。だが……。松本医師は言う。

「ある調査によると、遊び心で手を出しても、覚せい剤の依存症になるのは15％程度だといいます。人間は飽きっぽい。目くるめく快感といっても、依存症に陥る人は限られていることが想像できます」

ではなぜ、医療の支援が必要なほど、アルコールを含め薬物の依存症に陥ってしまうのだろうか。

「すべての依存症が当てはまるとは言えませんが」と前置きし、松本医師は「自己治療仮説」という、米国の研究者が提唱した依存症の深層心理を解説する。

「なぜ、自分で抑止がきかず飲酒してしまうのか。根底には子供時代のつらい体験があるのではないか。自分の中にずっとあるつらい体験、それを薬物が緩和してくれる。つまり依存症の本質は薬物から得られる快感ではなく、人が内に秘めた苦痛の緩和なのではないか。薬物依存の患者さんと向かい合っていると、『なるほどそうだ』とこの説にうなずけます」

顕著な例を挙げれば、子供時代に受けた虐待やDVやネグレクト等、心的外傷の苦痛。それらを薬物で紛らわし、一時的に苦痛を遠ざける。薬物依存症者にそんな心理が横たわっているとするなら、薬物を抑止できない理由もうなずける。

覚せい剤等の薬物に対する厳罰制度にも、松本医師は批判的である。「薬物依存症者の拘束は意味がありません。厳罰化は薬物使用を隠すことにつながり、患者の医療へのアクセスを妨げます。2023年6月、国連人権高等弁務官事務所は『薬物問題の犯罪化は当事者を孤立させ、医療とのつながりを断ってしまう。排斥されている人たちが、ますます偏見にまみれ、社会の片隅に追いやられてしまう、即刻やめるべきだ』と、声明を出しました」

厳罰制度に一石を投じるかのように、松本医師たちのグループは、2006年にSMARPP（スマープ）というグループ治療のプログラムを考案した。2016年には診療報酬加算の対象になっている。このプログラムの主眼は、患者の多くが自助グループにつながることを目的としている。そして一番の特徴は〝安心して覚せい剤を使いながら、更生できるプログラム〟であるという点だ。

松本医師は言う。「これまでの『やめなければダメだ』というプログラムでは、患者が医療機関に来なくなってしまう。依存症の患者に共通して言えるのは、『やめろ』と言って、やめる人はいないという現実です。薬物の依存症は治療を長く続けた人ほど、成績が上がるという研究結果が得られています。薬物依存症の治療は継続がすべてです。薬をやりながらでも、諦めずプログラムに通い続ける。それによって薬を断っていく」

近年、「依存症」という言葉が流行語のように氾濫しているが、松本俊彦医師は言う。

「『依存症』という言葉には、人の行動を監視し、コントロールしたい思惑が隠れている気がします。子どもが寝食忘れて勉強していても親は騒ぎませんけど、それがゲームだったら『病気』だと決めつけたがる。すぐに『依存症』だと、決めつける世の中はよくないと僕は思っています。すでにお話ししましたが、人間は依存症的なものを持ちながら生きている。度を越した依存に対してはサポートが必要ですが、『覚せい剤を1回やったら人生終わり』『アルコール依存症者は人格破綻』という社会より、『薬物依存の人の気持ちもわかるし、回復の方法もあるんだよ』と、広く世の中に知れ渡ったほうが、よりいい社会になると僕は思いますね」

最後に松本医師は、依存症に取り組む米国のジャーナリストの言葉を引用する。

「英語で依存症はAddiction（アディクション）、これの反対語は何でしょうか。Sober（ソバー）＝シラフ、Clean（クリーン）＝薬を使ってない状態、そうじゃないよね。Addictionの反対語はConnection（コネクション）＝つながり。人とのつながりがないほど依存症になりやすいし、依存症になるとますます孤立してしまう。

薬をやめることを強調する前に、薬物依存症者を孤立させない、自助グループにつながることができる社会的な環境作り、それが大切なんだと思います」

第2話

「ただ、死にたくなかったんですよ」

――だから、お酒をやめました。

お酒の森――。この男が迷い込んだ道はどんどん道幅が狭くなり、草木がうっそうと生い茂り、あたりは薄暗い。両手でかき分けて前に進む。ここはどこなのか、どこに向かっているのか。心細さと恐怖心から心臓の鼓動がドクドク速くなるのを感じ、ゼイゼイ荒い息をしながら、それでも握りしめたウイスキーと缶チューハイを交互に喉に流し込む。

やがて、ちょっとした広場に出た。薄暮なのか。あたりが見えづらい。ふと、男の肩に何かが当たった。振り返り頭上を見ると、そこには木にロープを巻いて首を吊っている男が目に飛び込む。男の「怨《うら》めしや～」と言いたげな目と視線が合った。

うわっ‼

男はその場に尻もちをつく。周りを見るとあっちにもこっちにも木に下がった首吊り死体が、怨めしそうな目で男を見ているではないか。どれもこれも知っている人だ。アルコール依存症つながりの人間たちだ。

アワワワッ……

男は驚きと恐怖で腰が抜け、地面を這って逃げようとする。と、また何かにぶつかった。目をやると人が横たわっている。訴えかけるような目をこちらに向けるのも、知り合いの依存症仲間じゃないか。男は横たわる知人の身体に目をやると、思わず目を背けた。電車に轢《ひ》かれた、轢死《れきし》が見て取れる。向こうに倒れている女性の髪型や服装にも見覚えが……。直視するのは耐えられない。ビルの上から飛び降りたのだろう。

うわぁー!!

死者の森に迷い込んだことを悟った男は、声を張り上げた。

「ここはお化け屋敷だ！」「オレはお化けが大嫌いなんだ！」「助けてくれ!!」「お化け屋敷はもう懲《こ》り懲《ご》りだ!!」

男はあらん限りの声で叫んだ。何度も叫んだ。すると、ガサゴソと藪《やぶ》の向こうでかすかに音が聞こえる。音は徐々にこちらに近づいてくる。

「オレはここにいる！　助けてくれ！　このお化け屋敷は怖過ぎる!!」

男は必死に叫び続けた。

都内在住の北山浩二（55歳）は、今日も昼夜と2回、断酒会の例会に参加をしている。断酒会はアルコール依存症から自力回復するための自助グループだ。全国各地にそれぞれ断酒会の支部があり、頻繁に例会が開かれている。例会では司会者が主導し、参加者が自らの飲酒体験を語る。プライバシーへの配慮からこの場で聞いたことは他言無用。〝言いっぱなし聴きっぱなし〟が決まり事である。

この日、私鉄沿線の駅に近い公民館の会議室で開かれた例会には、浩二を含め10人ほどの参加者が、自らの飲酒の体験談を語った。

酒が原因で失敗が続き、〝断酒の誓い〟を紙に書いて妻に渡したが、お酒が飲みたい。休日は子どもをダシに使い、ブランコで遊ぶ子どもの横で、ストロング系缶チューハイをガッと一気飲み。家では妻の目があるので朝、出勤途中にコンビニでお酒を購入、店の裏でグイッと。

家のあちこちにお酒を隠し、妻の目を盗んで飲酒をする。次々と見つかるお酒の空き缶・空き瓶に「これなに⁉」と、妻は金切り声を上げる。やがて愛想を尽かされ、妻は子どもと家を出る。弁護士から郵送された離婚届に、仕方なく判を押して。「すべて身から出たサビです」。例会で自らの体験を語った断酒中の中年男性は、自嘲《じちょう》気味に手を頭の後ろに置く。

オレとよく似ている……

例会に同席した浩二も、思わず頭の後ろに手をやった。中背で痩せ形、短髪、その風貌から浩二の職人気質がうかがえる。

でもオレは未だに離婚することができない。それが悩みのタネなんだが……。

自分と同じ病気を抱える人たちの体験談に触れ、脳裏を過るのは、なぜアルコール依存症に陥ったのかという自分自身への問いだった。

「親父もオフクロも酒を飲む習慣はなかったな」

東京の下町の浩二の実家は、工場に機械の設置を請け負う、従業員10人ほどの会社を経営する。浩二はプラモデルが好きな子どもだった。戦車や車や飛行機等々、接着剤で細かいパーツを組み上げ塗料で色をつけて、自家製の棚に完成したプラモデルをズラッと並べた。

高校時代はラグビー部に所属し、フォワードとして活躍したが、運の悪さは当時からだったのか。高３の夏に右足首を骨折。ラグビー推薦での大学進学の道は閉ざされて浪人するが、バブル前の１９８０年代半ばは、いい給料で雇用する会社はいくらでもあった。なし崩し的に大学には進学せず、浩二は大手運送会社に就職、得意先を回るルートセールスが仕事だった。

浩二は言う。「当時、お酒はほとんど飲みませんでしたね。よくアルコール依存症は遺伝すると言われますが、親父もオフクロも酒を飲む習慣はなかったな。3歳違いの弟も酒は付き合い程度で、晩酌する習慣はありません」

20代の頃の浩二はバイクが趣味で馴染みのバイク店に通い、見様見真似でマフラーやエンジンを改造して、自分のバイクをカスタマイズした。

自慢のバイクがアダとなったのは、24歳の夏。信号機のない交差点で一時停止を怠った車と衝突、右脚大腿部《だいたいぶ》の複雑骨折と、坐骨神経がマヒする大けがを負った。「ちゃんと歩けるようになるまで2年間かかりましたよ」と浩二は言う。

家業に就いたのは26歳のとき。浩二は現場で没頭できる機械の設置の仕事が好きだった。特に発電機の設置とメンテナンスの仕事は浩二の性に合っていた。東日本大震災の前年、発電機関係の会社の社長に「うちの仕事を手伝ってほしい」と請われた。「家業のほうは弟や優秀な従業員がいるからね」。浩二は今もその会社で、好きな仕事を続けている。

規模の大きな工場や商業施設、ビルディング等に必ず設置されている自家発電装置。業者がエンジンと発電機を据え付けたあと、機械が稼働するまでを浩二たちが担当する。主な仕事は定期的なメンテナンスで、ミストの換気、ラジエーター、ダクト、電気回り、ポンプ、配管、配電盤、エンジンや発電機等の点検だ。浩二は言う。

「ＡＩの時代ですが、こればっかりは手作業でね。異音を聞き分け排気ガスの色を見たり、配管を手で触ったりして不具合を起こしている箇所を素早く判断して、部品を交換したりボルトを締め直して調整したり。短い時間で間違いなく作業するには、10年は現場の経験を積まないと」。会社にとって、浩二はなくてはならない技術者なのである。

「このバカたれ!!」

浩二が美香子と結婚したのは27歳のときだ。バイク事故による右脚の複雑骨折と、坐骨神経のマヒは完治した。家業の仕事にも慣れた。そんな頃に友人の紹介で、地元の町工場の事務員だった美香子と出会った。八重歯とえくぼが可愛く見えた。甲高《かんだか》い声と、はっきりした美香子の物言いやきつい目つきに、自分にないものを感じた。浩二は当時の心境を語る。

「性格がまったく違うところが、いいと思ったわけですよ。お互いにないものを補い合ってうまくやれると」

結婚して１年後に長女の絹子が、３年後に長男の勇作が誕生するが、美香子との間はしっくりといかない。「なんて言うのかな、『このハゲーッ!!』とか怒鳴り散らして、問題になった女性の国会議員がいたでしょう。ああいう感じなんですよ、うちの女房は。オレに向かってそんな調子だからね」

例を挙げればきりがない。ある日、友だちからハムスターをもらったと、小学生の娘の絹子が小さな箱を抱えて帰宅した。すると美香子は即座に「ダメ！　家が汚れる。お母さんを困らせる気!?」と、目を吊り上げた。

「ちょっと待てよ、ハムスターぐらい、いいじゃないか」「何がいいのよ！」「子どもはペットが好きなもんだぜ。オレだって子どもの頃は犬や猫を飼っていたよ」「なにぃ!!」

美香子の生き物嫌いは徹底している。犬、猫はもってのほか、「金魚も部屋が汚れる」と言い出す始末だ。「ダメと言ったらダメ！」と取り付く島もない。金切り声を上げ、「あんた、これをすぐに返してきてちょうだい」「返してこいって……、絹子がかわいそうじゃないか……」「何がかわいそうだよ、あんた一人で返してこい！」「オレ一人で」「そうよ、絹子と一緒に返しに行ったら、それこそ絹子がかわいそうだわ」「でもオレがもらったわけじゃ……」

「『こんなもの、飼えません！』って突き返してこい！　そんなことも言えなのか、このバカたれ!!」金切り声で美香子にまくしたてられると、浩二は何も言い返せない。まるで蛇に睨まれたカエルだ。

小学生の絹子や勇作に勉強を教えるときも、美香子の口調は険しくなる。「なんでできないの!?」「とてもお母さんの子どもとは思えないわ！」子どもに向かって、そうまくしたてる美香子を見かね、「ちょっと待てよ」と浩二が声を挟む。「そんなに頭ごなしに子どもを叱ったら、わかるもんもわからなくなっちゃうよ」。すると、美香子の目がギッと吊り上がる。「口を挟まないでちょうだい。私は子どもたちの将来のことを考えて言っているの。あんたみたいな大人になっちゃ困るから、私は一生懸命なのよ」「オレみたいな大人になったら困るって…」

歯に衣着せぬ言い方に浩二はたじろぐが、「社会に出たら、学校の勉強なんか関係ないよ」。何とか一矢を報いようと、妻に言い返す。

「オレの高校時代のラグビー部の仲間で、推薦で日体大に行ったヤツなんか、20代前半でIT企業を立ち上げてさ。株式上場してその会社を売って今、大金持ちだ。オーストラリアに住んで毎日サーフィンやっているよ」。美香子はそんな話にフンと鼻で笑い、「あんたが大金持ちになったのかい？」「えっ……」「安月給のくせに、知ったようなこと言っちゃって、偉そうなことはあんたが金持ちになってから言いなさいよ!!」夫の頭を叩かんばかりの美香子の勢いに、なす術がない。

女房への愚痴をしゃべりはじめたらもう止まらない。浩二は言葉を続ける。「あれで外面《そとづら》はいいんですよ。『はい、わかりました』とニコニコ仕事を引き受けて、結局、全部オレがやることになるんです」

例えば理事会の件。結婚して間もない頃に購入した3LDKのマンションは、若い頃のバイク事故の補償金を頭金にした。そのマンションの管理組合の理事長は毎年、持ち回りで決まるが、美香子が抽選のあみだくじで理事長を引き当てた。

「『任せてください、しっかりやります』って、みんなに約束したのよ。あんた、ちゃんと理事長やりなさい」「ちゃ、ちゃんと理事長やれって、くじを引いたのはお前じゃないか」。そう言い返すと、美香子の視線が険しくなる。

「一家の主として、少しは頼りがいのあるところを見せたらどうなの」「頼りがいのあるところって、オレは仕事に忙しいんだし」「二言目には仕事だ仕事だって、これも仕事なんだよ。私に恥をかかせないで!!」いやも応もない。浩二はマンションの理事長をやらされる羽目になった。浩二は言う。

「オレほら、仕事柄ドライバーとかペンチとか工具の扱いになれているじゃないですか。けっこう重宝がられてさ」

駐輪場の扉が壊れた、郵便ポストの扉が壊れた、スイッチが壊れて階段の電気がつかない等々、マンションの共用部分の故障は浩二が一人で直した。「もう1年、お願いしたい」。住民の声に、頼まれると嫌とは言えない浩二は、管理組合の理事長を3年間も続けた。

「あれお客さん、これ空き缶ですよ」

母親にガミガミ言われる父親の姿を子どもたちに見せたくない。そんな思いから、家族4人で夕食の食卓を囲むことも徐々に減った。家族との食事が減ると嫌がらせか、それとも面倒臭くなったのか、美香子は浩二の夕飯を作らなくなった。

朝は仕事道具を積んだワゴン車で現場に直行する。仕事が終わり帰宅すると、家のそばのコンビニで弁当とお酒を買う。お酒はアルコール分濃いめのストロング系缶チューハイとウイスキーのポケット瓶。買いだめはしない。部屋にお酒を置きたくなかった。日常生活の中にはお酒はない、それは浩二なりのケジメであった。

自宅マンションの自分の部屋で明日の仕事の準備をしながら、コンビニで買った弁当を肴《さかな》にお酒を飲みはじめる。浩二のお酒は決まって自室での一人飲みだった。

女房は飯も作ってくれねえ、洗濯だってオレのものは洗ってくれねえから、自分でやるしかねえ。オレの親父やオフクロの世話もする気はねえし、墓参りだって女房の美香子は一度もしたことない……

美香子への不満が積もりに積もって、どうしようもなくなり、真剣に離婚を考えたのは40代はじめだった。

でもなー……

離婚を躊躇する最大の原因は、当時高校生だった娘の絹子と、中学生だった息子の勇作のことだ。これから就職や結婚となったとき、両親の離婚は子どもたちの不利益になる。親の勝手な理由で子どもたちに迷惑をかけるわけにはいかない。せめて子どもたちが成人するまで、我慢しよう。

そう決めたが、お酒が入れば考えが堂々巡りする。離婚か、このまま仮面夫婦を続けるのか。酔えば酔うほど妻への不満が頭の中で渦巻く。それが引き金になって仕事のプレッシャーが頭の中にジワッと居座る。浩二の酒量は増していった。ストロング系缶チューハイをチェイサーに、生でウイスキーを喉に流し込む。一晩で飲む量はウイスキーのポケット瓶が3、

４本、ストロング缶が５本ほど。浩二は言う。

「どのくらい飲んだか、あまり覚えていませんね。徹底的に酔っぱらえば嫌なことは忘れられます。毎晩、酔っぱらって意識がなくなり、気づくと朝になっている」

思えば40代はじめからアルコール依存症だったと浩二は振り返る。アルコール依存症の典型は連続飲酒だ。朝からお酒を飲み続ける。離脱症状から逃れるためにお酒を持ち歩き、薬のように数時間ごとにお酒をあおる。だが浩二はそれをしなかった。

何事もケジメをつけなければ……

浩二にはそんな思いが常にある。第一、仕事に行くには車を使う。飲酒運転はできない。お酒が切れたときの離脱症状に42、43歳の頃から悩まされていた。無性に喉が渇き、真冬でも汗が出る。特に手の震えには困った。主な仕事は発電機のメンテナンスだが、現場で不具合がわかっても、震える手では工具を使った機械の調整ができない。

「ちょっとこのパーツ、バラしてみてよ」「ちょっとここのネジ、締め直して」。浩二の機械を見る目の確かさは一目置かれている。彼から作業を指示された後輩や取引先の人間は、現場の経験を積ませるために、あえて作業を自分たちにやらせるのだろうと思っていた。

発汗や手の震えは止まらない。仕事から帰宅して駐車場に車を止めるとコンビニに早足で直行。酒を仕入れるのだが、早く身体にアルコールを入れて手の震えを止めたい。レジに並ぶ時間が待てない。缶チューハイの栓を開けて一気飲み。「あれお客さん、これ空き缶ですよ」。不思議そうな顔をする店員に、「オレが今、飲んだやつだから気にしないで」。会計をすませると、そそくさと店をあとにする。

もちろん休日は酒浸りだ。金曜日の夜から飲みはじめ、土曜と日曜は朝から部屋で一人飲み。月曜日は朝起きられず会社に行けない日が目立ってくる。「すみません、叔母が昨夜突然、亡くなりまして」等々、親戚縁者を何人殺したかわからない。

方法はただ一つ、お酒を飲まない。断酒しかない。

45歳の秋頃、いつものように帰宅しコンビニ弁当を肴に酒を流し込んでいると、突然、強烈な胃痛に襲われ吐血する。グラスに半分ほどの吐血だった。初めてのことなので浩二はあわてて近所のクリニックを訪れる。検査の結果、十二指腸近くに潰瘍《かいよう》が発見され薬を処方された。血液検査では肝臓の異常も医師から告げられる。肝臓の状態を表すγＧＴＰの数値は50以下が正常だが、浩二のγＧＴＰは７００を超えていた。

「肝臓も大切にしなければダメですよ。肝硬変や肝ガンに進行する危険もあります。アルコールも少し控えたほうがいい」。そんな医師のアドバイスを浩二は真剣に受け止めた。潰瘍は処方された薬で治るだろう。問題は肝臓だ。ガンになったら大変だぞ。だが肝臓の悪化と酒を結びつけて考えられない。禁酒は微塵《みじん》も考えなかった。浩二はネットを検索して、肝機能の改善を謳ったサプリメントを５種類ほど購入。持ち前のケジメと几帳面さで、朝昼晩、毎日欠かさずサプリメントを飲み続けた。

これだけ高いサプリを毎日、何種類も飲んでいるんだ。肝臓は必ずよくなるぞ。

浩二はそう信じていた。ところが、３か月後に再び吐血しクリニックを来院。「ちゃんと薬を飲んでいても、バランスの取れた食生活とか、日常のことを考えましょう。アルコールも控えて」。そんな医師のアドバイスに浩二は思った。

そうか、コンビニ弁当ばかり食べるからいけないんだ。サプリだけじゃなくて、サラダも一緒に食べないと。栄養のあるかつ丼とかも薬だと思って食べなきゃいけないな。

通院する浩二に真顔で接したのは、アルバイトでクリニックの診療に携わる大学病院のドクターだった。

「お酒は毎日、どのくらい飲んでいるんですか」「日本酒３合ぐらいかな」「ほんとですか？」

「まっ、４合のときもあるかな」「それだけ？」「たまに缶チューハイを飲んだり……」

30代のひげ面のドクターは浩二を見て少しニヤッとした。この手の患者は自分の酒量について、ウソをつくものとわかっていたに違いない。

「あなたの場合、アルコールに関して問題があると思うんですよ」「えっ……」「やめようと思っても、お酒が止まらない病気があるんです」「やめようと思っても酒が止まらない……、そんな病気があるんですか?」「ええ、アルコール依存症という病気です。紹介状を書きますから、一度、専門の病院で診《み》てもらったらどうでしょうか」

酒が止まらなくなる、アルコール依存症、そんな病気は初めて耳にする。ひげ面のドクターの紹介状を持って訪ねたのは、神奈川県横須賀市にある久里浜《くりはま》医療センターだった。1963年に日本で初めてアルコール依存症専門病棟を設立した久里浜医療センターは、アルコール依存症の専門治療を行う医療施設でもある。

WHOが定める依存症候群の診断ガイドラインを示した「ICD−10」のうち、3項目に該当すればアルコール依存症と診断される。浩二の場合、診断がガイドラインのほとんどの項に当てはまるではないか。「あなたはアルコール依存症です」と、医師は診断を下す。

アルコール依存症は飲酒を司《つかさど》る脳の回路が壊れ、飲酒に歯止めがかからない。精神的な疾病《しっぺい》である。病気から脱却する方法はただ一つ、お酒を飲まない。断酒しかない。それも生涯にわたって断酒する。一滴も酒を飲んではいけない。それ以外にアルコール依存症から脱却する道はない。

浩二は主治医から、アルコール依存症について大まかな知識を得た。だが、アルコール依存症を知ることと、断酒に取り組むこととの間には計り知れない隔たりがある。アルコール依存症の患者にとって断酒の実行は、想像を絶する苦難なのである。

「自分が深刻な病気だと思っている人は少ないね」

とりあえずアルコール病棟への３か月間の入院が、治療への第一歩であった。休職をしなければならない。浩二はアルコール依存症という診断結果を仕事先の社長に伝えると、白髪交じりの腹が突き出た作業服姿の社長は、「病気だったんだね、知らなかったよ」と、意外な表情を浮かべ、「しっかり治してきなさい」と、傷病休暇の手続きを取り、休職中も給料の７割弱の収入が得られるよう配慮してくれた。だが、年輩の社長もアルコール依存症の実態の深刻さを理解するには、到底及ばなかった。

妻の美香子は相変わらずの反応だ。アルコール依存症の治療のために、３か月間入院すると告げると、フンと鼻で嗤《わら》うように「あんたがアル中だってわかっていたわよ。あんたは性格が弱くてだらしないから、お酒に頼ってそうなったのよ。自業自得よ」

「で、でもオレはお前に言われるほど……」「お前に言われるほど何なのよ。お酒やめられないんでしょ、だから入院するんでしょ」。そう美香子に甲高い声で高飛車にまくしたてられると、もう何も言えない。

「とにかく毎月のお金は入れてね。わかっているわね！」美香子の語尾の強い言葉が浩二の脳裏にこだました。浩二は内心、思うところがあった。

オレはケジメをしっかりつけられる人間だ。意志も人並み以上に強い。断酒なんて簡単だ。医者は大げさに言うけど、アルコール依存症なんてガンとかに比べたら、風邪みたいなもんじゃないか。

目の前に広がる野比海岸、遠目に東京湾を隔て、晴れた日には房総半島の山々が一望できる久里浜医療センターのアルコール病棟に、浩二が3か月入院したのは47歳の11月だった。まず解毒治療からはじまる。手の震え、異常な発汗等の離脱症状をベンゾジアゼピン系の薬剤の投与で抑える。肝臓疾患などの身体障害も治療する。離脱症状は1週間ほどで治まった。

体調が戻ると、プログラムに沿ったリハビリがはじまる。アルコール依存症の改善は生涯にわたっての断酒しか方法がない等の教育。医師らの指導のもと数人の患者が集い、「自身の飲酒問題について」「なぜ飲み続けたのか」等、テーマに沿って自らの飲酒体験の語り合い。近隣で行われている自助グループの例会への出席。

久里浜医療センターの病床数はおよそ270床。主にアルコール依存症の患者で込み合っている。アルコール依存症に陥る患者はマジメでおとなしく、争いごとを嫌う、いわゆる〝いい人〟が多いと言われている。お酒さえ飲まなければごくふつうの人たちだ。入院した浩二にはすぐに友だちができた。中でも同室の二宮とは、心安い間柄になった。中堅の出版社で本の編集に携わる二宮は浩二より5歳ほど年上で、小柄で小太りで笑顔に愛嬌がある。二宮は就寝や消灯、食事や散歩の時間、シーツの交換のやり方等、病院での暮らしについて丁寧に説明してくれた。

「気づいていると思うけど、入院している人間にはいろんな考えの人がいる」。二宮とそんな話をしたのは、浩二が入院して2週間ほど経った頃だった。

「言えることはさ、入院している人で自分が深刻な病気だと思っている人は少ないね」。二宮の話に浩二はうなずく。浩二もお酒を飲まないでいると、自分が病気だとは思えない。隣の病室の30代後半の奥野は、「前の海岸を走ってきちゃったよ」と、トレーニングウェア姿で廊下を歩き、日焼けした笑顔を浩二に向ける。その奥野は4回目の入院だという。

「二宮さんも今回で入院は5回目だと、言っていましたよね」。入院患者の中には奥野や二宮のように、何回も入退院を繰り返す人が多い。

「医者の前ではもう一生、飲みませんって言うけどさ、この病気はウソつき病だからさ」。二宮は照れたように愛嬌のある笑顔で言う。

「入院して体調がよくなった。シャバに出たら酒がうまいぞなんて考えている連中はたくさんいるのよ」。自分もそうだと言わんばかりに二宮の口調は明るい。

「外泊のときに気をつけるのは、酒は午後9時で切り上げろ。そうすれば次の日、病院に戻ったときの検査で、酒を飲んだことが医者にばれずにすむからな」。二宮のアドバイスに浩二は違和感を覚えつつも、うなずいていた。

止まらない……自分の意思ではない

3か月後の翌年1月末、久里浜医療センターを退院するときに決めたことは、週に2日は酒を飲まない休肝日を作ること。アルコール依存症は生涯にわたって断酒が必要だと、入院中に繰り返し教えられたが、浩二はアルコール依存症がすっかり治ったと思っている。それが証拠に3か月間の入院中、酒を一滴も飲まなくても大丈夫だったじゃないか。生涯酒を飲んじゃいけないなんて医者の脅かしだと、浩二は確信していた。

もう一つは美香子との別居を決めたこと。入院中、美香子が見舞いに来ることはなかった。一度、専門学校に通う娘の絹子が、久里浜医療センターに見舞いに来たことがある。

「お母さんは、悪い人じゃないんだけど、自分の思うとおりにしたいタイプだからね。お父さんはやさしいから、お母さんはいつもああいう言い方になっちゃうのよ。私も勇作もお父さんは大変だと思っているよ」。病院の談話室で、絹子にそう言われた。

「お前たちも大きくなったし、お父さん、退院したらおじいちゃん、おばあちゃんの家で暮らそうと思っているんだ」。浩二は入院してからずっと考えていたことを娘に告げた。絹子は少し間を置き、「お母さんといるとまた、お酒飲んじゃうもんね」と笑顔を父親に向けた。娘のえくぼが妻に似ていると浩二は感じた。

妻との不仲がアルコールに走った元凶だ。娘が言うとおり美香子と同じ屋根の下で暮らせば、必ずまたお酒に走るのは火を見るより明らかだ。別居をすればストレスから解放され、アルコールの量も減っていくに違いない。

「わかったよ、私たち、もう子どもじゃないし、勇ちゃんには私から言っておくから」。高校の部活動に忙しい息子の勇作も親離れしている。子どもたちが傷つくような夫婦ゲンカはしなかった。子どももこうして仲よく話ができる。離婚せずに我慢した自分を褒めてやりたいと浩二は思った。

会話がなくなった夫婦である。美香子に別居したい旨を伝えると、特に文句を言うこともなく、ただ「わかっているわね、毎月の入金はきちんとして」と、浩二を睨み付け念を押した。実家には独身時代の浩二の部屋がある。以前からそれとなく別れたほうがいいと言葉にしていた母親は、浩二が実家に戻ることを渋々、黙認した。

「もう身体は大丈夫なのかい?」退院した浩二は両親からも仕事先の社長からも、そう声を掛けられた。

「ええ、もう大丈夫です、迷惑をおかけしました」。浩二は頭を掻《か》き、社長に笑顔で答えた。周りの人たちは浩二のその言葉を疑わなかった。病気が完治したから退院したのだ。顔色もいいし健康そうだ。すっかりよくなったとみんなが思った。退院した翌週から仕事に復帰したが、工具を握る手が震えることもない。以前のように支障なく仕事もこなせる。浩二も完全に回復したと信じていた。

週に２日、休肝日を設けることは決めたが、断酒の気持ちはなかった。美香子とも別居して、最大のストレスとは距離を置くことができた。大酒を飲む理由もなくなった。これからは節度ある酒飲みでいこうと思っていた。朝、仕事道具を積んで車で出かける。発電機の不具合を的確に指摘し、機械を調節して精度を出す。夜７時には帰宅。家のそばのコンビニに立ち寄り夕飯の弁当を購入。ついでに３５０mlの缶ビールも手に取り、カゴに入れる。

お疲れさん。

弁当に箸をつけ、そうつぶやくとシュパッとアルミ缶の栓を開けて、グッとあおる。

いや、久しぶりだね。３か月半ぶりか。しかし、苦いだけでちっともうまくないな。なんだこりゃ、オレはよくこんなものを毎日、浴びるように飲んでいたもんだな。

久しぶりのアルコールは苦くてまずかった。今さらながらアルコール依存症ではないと確信した。ところが翌日も仕事の帰りのコンビニで缶ビールに手が伸びた。今度は５００mlのロング缶だった。

こんなにうまくないものをよく毎日、飲んでいたね。

そう思いつつハンバーグ弁当を肴にロング缶を飲み干す。やっぱりうまくはない。だが次の日も仕事帰りのコンビニで、ウイスキーにストロング系缶チューハイを手に取っている。

なんだ、これは……⁉

自分でも不思議だった。自分の意思ではない。部屋に落ち着くと、自然にアルミ缶の栓をシュパッと開けている。喉を通る酒はまずいともうまいとも思わなかった。この頃から痩せぎすのにやけた男が背中に取り付き、自分の腕をつかんでアルミ缶の栓を開け、喉に酒を流し込む、そんな感覚を抱きはじめている。

1週間もすると、ストロング系缶チューハイを一晩で5、6本、ウイスキーの小瓶を4、5本飲み干している。前と変わらぬ大酒飲みに戻っていた。お酒が入ると痩せぎすのどす黒い顔の男が背中に取り付くようになり、振り返ると浩二を見てニヤッとする。どす黒い顔の男と目が合うのが怖くてお酒をあおる。

1か月後には離脱症状でどうにもならなくなる。手の震えで工具を持てない、後輩や下請けのスタッフに作業を代わってもう。帰宅するとコンビニに直行だ。レジに並んでいる間に、ストロング系缶チューハイを一気飲みする。

父親は浩二に似て、争いごとが苦手で人に意見するようなタイプではないが、母親は「あんた、また飲みはじめて！」と口うるさい。仕事から戻ると浩二は部屋にこもるようになった。土日は朝から飲み続けるから、月曜日は寝坊して欠勤が多くなり、社長も浩二のアルコール依存症の再発に気づきはじめる。工具を握らない浩二に仕事仲間も異変を感じた。そんな周囲の視線に、浩二は恥ずかしさと情けなさといたたまれなさを感じた。だが、

酒が止まらない……

不甲斐ない思いを抱こうが、誰に意見されようが、周囲の視線が辛《つら》かろうが、もう飲酒が止まらない。お酒が入ると、にやけたどす黒い顔の男が現れ背中に張り付く。にやけた男はストロング缶を握らせて栓をシュパッと開け、「ほらほら」と浩二の喉に酒を流し込む。

「また、入院してみたらどうだ」。浩二にそんな話を切り出したのは、作業着姿の小太りの社長だった。「すみません」と、浩二は下を向いて小声でつぶやいた。「オレ、怖いんです」。アルコール依存症の再発を恐れているのだろうと社長は察したが、浩二は、飲むと現れる背中のにやけた男が怖かった。

「それは幻覚だよ」

浩二が再び久里浜医療センターに入院したのは、退院してから５か月後だった。前は３か月だったが、今回の入院は３週間である。まずは解毒治療だが、１週間も酒を断ち点滴を打てば手の震えも発汗も治まった。お酒を飲んでないのだから、背中の痩せぎすの男が現れる

ともなくなった。入院患者には気の合う人間が多い。前の入院で同室だった二宮の顔もあった。浩二と二宮の再入院が重なったのだ。

「いやいや久しぶり、お帰りなさいだな」「二宮さんだって今回が7回目のお帰りなさいでしょう」「6回目だよ」と、小柄で小太りの二宮は人懐こい笑顔を浩二に向けた。以前より顔のしわが多くなり、老けた印象である。

「先生に言うと、頭がおかしくなったのかと思われそうで……」。アルコール依存症の二宮ならわかってくれるだろうと思い、浩二は背中から離れなかった「にやけたどす黒い顔の男」のことを彼に告げた。すると二宮は笑い声を上げて、「それは幻覚だよ」と答える。

「あんた幻覚見るのははじめてかい。アルコール依存症の連中は、たいてい幻覚と仲良しだよ。オレなんか酒が入ると、いろんな動物が出てくるんだよ。サルにウシにゴリラにチンパンジー。ライオンが出てきたときは怖いけどな」。二宮の幻覚は何やら動物園にいるようで楽しそうだ。だが、入院患者の中には無数のネズミが床中を這っているとか、壁一面にゴキブリが張り付いているとか、身の毛がよだつ幻覚を見る人も珍しくない。

解毒治療が一段落するとグループに分かれ、病院のプログラムに沿ってお互いに飲酒での失敗の体験を話し合うミーティングが繰り返される。アルコール依存は飲酒を止められない脳の病気。依存症の寛解には断酒しか方法がない。これらを繰り返し教え込まれたが、浩二は依然、自分がアルコール依存症という自覚がない。

「身体にはよくないだろうが、酒は親友みたいなもので。その気になればオレは酒をやめられるさ」。二宮が口にするそんな言葉に、自分もそうだとうなずける。「医者には、酒をやめないと肝硬変になるって言われたけど、オレにとって酒は手の震えを止める薬のようなものだ」。肝臓は「沈黙の臓器」である。肝臓の数値を表すγＧＴＰの数字は、正常なら50以下だが、二宮は１０００を超えるという。だが、その口調はどこか他人《ひと》ごとのようだ。

「退院してシャバに出たらオレ流にやって、身体の調子が悪くなったら、また入院すればいいだけのことさ」と、二宮は頭を掻きながら人懐こい笑顔を浩二に向けた。

入院患者は浩二と気の合う連中ばかりだ。嫌なことつらいことを人に言えず、趣味にストレスのはけ口を見出すこともできず、引き金を引くように酒をガッとあおる。浩二にはそんな気持ちがよくわかる。２回の入院を通して浩二は60人以上の患者仲間と携帯電話の番号を交換した。

３週間の入院期間が終わると浩二は、彼なりに反省をした。そしてこう決めた。

オレはバカだった、前は休肝日を週に2日に決めたが、それが間違いだった。休肝日を週3日にすればいい。それなら酒の量を減らすことができる。

自分は我慢強い、意志の強い人間だと、密かな自負がある。それが証拠に、20代のバイク事故で大けがを負ったときも、リハビリを2年以上も黙々とこなした。朝は一滴も酒を口にせず、酔っぱらい運転をしたこともない。その気になれば、週に3回ぐらい酒を飲まないことぐらい簡単だ。だが……

2度目の退院後も浩二の意志はもろかった。前と同じパターンで仕事から帰宅、コンビニ弁当購入と一緒に、缶ビールを1本購入。そこからは転がる石のように週に3日の休肝日は忘れ、1週間ほどあとには大酒飲みに逆戻り。ストロング系缶チューハイをチェイサーにしてウイスキーを生でグッとあおる。意識がなくなるまで毎晩、それを繰り返す。手の震えが止まらない。前の状態に戻るまで、1か月もかからない。再発が誰の目にもわかるようになると、周囲はまたかと落胆の視線に変わっていく。浩二の中に自己嫌悪が鉛のように溜まっていく。

だが、どうしようもない。禁酒、再飲酒の繰り返しで、ボロボロになっていくのがアルコール依存症だ。大酒飲みに戻って再び背中にへばり付いたどす黒い顔の痩せぎすの男が、缶チューハイを握って浩二の喉に流し込む。浩二が振り向くと、どす黒い顔がニヤッとする。

「まあ、グッといきなよ。今日もご苦労さん。自分へのご褒美だよ」。そんな声が聞こえる。

アルコール依存症が再発した浩二を事務所に呼び、「まあ座りなさい」と、向き合ってくれたのは、作業服姿の白髪交じりの社長だった。温厚な視線を絶やさない社長は「あんた、酒さえ飲まなければ申し分ないんだけどなぁ」とため息をつくように告げたあと、言い含めるように浩二にしみじみ告げた。

「あんたのような職人は業界でもそうはいない。また、働けるように体を治してほしい」。

浩二は返す言葉が見つからず、下を向いてうなずくばかりであった。

断酒宣言

再び傷病扱いで休職し、久里浜医療センターに３度目の入院だ。１年半ほどの間に３回、入退院を繰り返したことになる。今回も前回と同様、治療期間は３週間だ。最初の入院で一緒だったジョギング好きの奥野も再入院していた。奥野は５回目の入院だそうで、「ここに入ると体調がよくなるからね」と悪びれた様子もなく、二宮と同様に断酒への意識も感じられない。相変わらず天気のいい日は、短パンとランニングシャツ姿で病院の前の野比海岸を走っている。

酩酊して家で失禁した、飲酒で意識を失って駅のホームや公園のベンチで寝てしまい、バッグを盗まれたことは何回もある、給料を飲み代に使い、妻に愛想を尽かされ別居中等、ジョギングで汗を流す日焼けした健康的な笑顔からは、院内のミーティングで語った奥野の飲酒体験が、とても想像できなかった。

これまでの入院とは違い、浩二は自己嫌悪の中にいた。

オレは我慢強い、きちんとケジメのつけられる人間だったじゃないか。このざまはなんだ、たかが酒じゃないか。コンビニでジュースと一緒に売られているもんだ。こんなものが我慢できなくてどうするんだ。

わかった、オレは断酒する。決めたぞ、今度退院したら二度と酒は飲まない！　今まで根性の入れ方が足りなかった。オレが本気で根性を出せば、断酒なんて簡単にできる。社長をはじめ周りを裏切りたくない。酒はもう懲り懲りだ。きっぱりと酒を断つ。

断酒を固く誓った浩二は、アルコール依存症改善のためのプログラムに積極的に参加し、入院中の患者仲間からの情報に耳を傾けた。

断酒をするにはどうすればいいのか。まず、周りに断酒することを明言すること。ストレスや怒りが生じる場面を避けること。飲酒への誘惑は断ること。「ノンアルビールもダメ。酒を飲みたくなったら炭酸水をがぶ飲みすると落ち着くよ」「酒の代わりに甘いものをバク食いする人もいる」患者仲間からそんなアドバイスを仕入れた。

まず、周囲の人に断酒を宣言することが大事だ。入退院を3回繰り返し、今回は断酒への固い決意がある。退院して家に戻ると母親に「心配かけたな。もうオレ、酒やめたから。金輪際、酒は一切口にしない」。母親は疑い深そうな視線を浩二に向ける。

仕事はすぐにはじめたが、復帰した初日は挨拶を兼ね、事務所に顔を出した。作業服姿の腹の突き出た社長の温厚な目を見て、「ご迷惑をおかけしました。私、酒はもう一切口にしません。断酒します」と伝えた。裏切られ続けているだけに、浩二の断酒宣言を鵜呑《うの》みにする人間はいなかったが、浩二の断酒はこれまでになく続いたのだ。

仕事帰りのコンビニでは酒の代わりに、ケーキやアイスクリームやチョコレートや、甘いものを見境なく買い、夕食のあとに頬張った。強い甘味は酒を欲する気持ちを抑えるのに効果的だった。酒が飲みたくなったときは、ペットボトルの炭酸水をがぶ飲みする。炭酸水の刺激が飲酒欲求を紛らわせてくれた。退院して夏を迎えた。断酒は4か月以上続いている。

オレが本気を出せばこんなもんだ、浩二は予定どおり断酒が続いていることを当然と思った。「断酒宣言」をいぶかっていた親や社長や同僚も、浩二を見る目が違ってきた。どうやら今度は本気のようだと周囲は思いはじめていた。そんなある日。

チキショー!!

仕事からの帰宅の車の中で、携帯電話が鳴る。路肩にワゴン車を停め着信を見ると、「美香子」とある。妻からの電話だ。着信ボタンを押す。

「お金が足りないのよ!」美香子の甲高い声が車内に響く。「えっ……」。浩二は言葉が出ない。美香子とは1年以上、会話を交わしていないのに、いきなり電話で金のことを切り出して、いったいどういうつもりなんだ。怒りがこみ上げてきた。だが自分が声を荒立てたら、畳み掛けるような甲高い声に襲われる。

「な、なんで金がないんだよ」。月に20万円も仕送りをしている。長女はすでに働いているし、美香子も近所のスーパーにパートに出ている。生活費が足りないわけがない。

「なんでお金がないんだって、あんたそれでも人の親なの⁉」いつもの美香子のパターンだ。

理由を語らず感情的にわめき散らし、何でも人のせいにする。

「な、なんだ、どうしたんだ」「あんた勇ちゃんの親でしょう！」「勇作がどうかしたのか？」

話を聞いてみると、長男の勇作は手に職をつけたいと、電気工事士の資格取得のため専門学校に通っている。その息子がもっと専門的な知識を身につけたいと、大学への進学を希望している。だから学費が必要だというわけだ。

「本人が行きたいなら、行かせてやればいいじゃないか」「じゃあんた、２００万円払いなさいよ！」「ち、ちょっと待てよ」

「『ちょっと待てよ』じゃないのよ。お金の問題なのよ。勇ちゃんには大学に行きなさいって言うわ。あんたあと、責任持ってね！」

電話は一方的に切られた。路肩に停めた車を発進させると、ハンドルを握る浩二の脳裏に美香子への怒りがふつふつと湧いてくる。

勇作の大学進学なんて大事なことを電話で、しかもいきなり金出せって、こんな理不尽な話があるか。１年以上も話をしてないんだから、せめて「元気？」「仕事どう？」とか人並みの挨拶があってもいいじゃないか。そのあとに事情を説明して、子どもの学費のためにこのくらいの金が必要だと切り出すのが話の筋だ。あいつはいつもそうだ。切羽詰まって手に負えなくなると、オレに話を振ってきて――

チキショー!!

妻への不平不満が頭の中に渦巻き、家に帰りつくころには美香子への怒りで、にっちもさっちもいかなくなっている。駐車場に車を入れると、浩二はその足で近所のコンビニに直行、ストロング系缶チューハイをガサッとカゴに入れ、会計まで待てずにその場で栓をプシュッと開け、一気にあおる。4か月ぶりのお酒に咽《むせ》んで涙が出た。

と、鳴りを潜めていたどす黒い顔をした痩せぎすの男が、待ってましたとばかり背中に取り付き、缶チューハイをあおる浩二に手を添えて喉に流し込む。

「さあ、飲んじゃいな、やっちゃいな、どんどん行っちゃいなよ」。耳元でささやく声が聞こえた気がして、咽びながらお酒をがぶ飲みする。前で会計の順番を待っていた制服姿の女子高生が振り向き、不思議そうに顔を浩二に向けている。

「**オレ、死にたくなかったんですよ**」

連続飲酒状態に陥るのはあっという間だった。1週間もすると離脱症状で手が震える。

これはダメだ……

今度は浩二自ら、入院を決めた。なぜ自分から入院を決めたのか。浩二は言う。

「完全に脳がいかれていると思ったんですよ。嫌なことがあると、引き金を引くように酒に手が出る。酒が入ると幻覚が出てくる。どんなに根性で酒を止めよう、ケジメをつけようと歯を食いしばってもダメだ。正直言ってオレ、死にたくなかったんですよ」

久里浜医療センターで、心安くしていた二宮とは退院後も時々、連絡を取り合っていた。ところが1か月ほど前、二宮のスマホにショートメールを送ったが連絡がない。電話をすると奥さんが出て、「今、入院中です。もう意識はありません。電話にも出られません」と、言葉少なに告げられた。何かあったら電話してほしいと伝えたが、それ以来、連絡はない。

長期間の大量飲酒が引き起こす代表的な疾病は肝臓病で、悪化すると肝硬変に陥る。小太りに見えた二宮は、肝硬変で腹水が溜まっていたのかもしれない。末期は黄疸《おうだん》が出て、食道動脈瘤破裂で大量出血。自分がどこにいるのかわからない。尿や便をたれ流し、意識が混濁し認知症のようになって死に至る。そんな肝硬変の悲惨さは、医師に散々聞かされていた。

病院の前の海岸をジョギングしていた奥野の死を聞いたのも、1か月ほど前だった。仕事からの帰宅の途中で酒を飲み、ホームから転落して電車に轢かれ、即死したと携帯電話の向こうの奥さんは淡々とした口調で語った。日焼けした30代半ばの奥野の笑顔が浮かび、自殺かもしれないとの疑念が浩二の脳裏を過った。アルコール依存症者は自死が多いのだ。

自殺にこれといった理由などない。飲酒が止まらない。飲んで落ち込みの暗い淵に浸っているときに、ふと来た電車に吸い込まれるように飛び込んでしまう、そんな衝動は浩二にもわかる。奥野の死を知ってショックを受けた浩二は、アルコール病棟等で電話番号を交換した六十数名のアルコール依存症の知り合いにメールを送る。返信があったのが、約半数。15人ほどは音信不通だった。10人ほどは奥さんや身内から本人の死亡を伝えるメールや電話が入った。その多くが自死だ。鉄道自殺、ビルからの飛び降り自殺、首吊り自殺。

浩二は言う。「アルコール依存症は死ぬ病気なんです。死ぬ確率が非常に高い」。アルコール依存症の患者の平均寿命は、52歳と言われる。命にかかわる疾病なのだ。4回目の入院はそのことを強く意識した。今回も入院期間は3週間だが、解毒治療と並行して、アルコール依存症からの脱却プログラムに熱心に取り組んだ。

「アルコール依存症は脳が破損した精神の病。脱出する道は断酒のみ」。入院中はこの言葉を刷り込むように、何千回も自分の中で反芻《はんすう》した。アルコール依存症者の中には、酒を断つことなどできない、好きなものを思う存分飲んで死ぬのなら、それもしょうがないという考えの人も少なくない。だが浩二は生きたかった。

もう一生酒は口にしないぞ――

４回目の退院のときの浩二の決意は、これまでになく強かった。

酒でオレが死んだら、周りは美香子にいびり殺されたんだと思うだろう。そう思われるのは悔しい。オレは意地でも生きてやる。

目の上のたんこぶ的存在だった妻をあえて意識することで、浩二の中で「負けてたまるか」という感情が湧き起こる。事実、浩二の断酒はうまくいった。なんと2年半もの間、酒を断ったのである。

すごいじゃないか、今度はすっかり治った。もう大丈夫だ。２年半も酒を口にしなければ、いぶかっていた周りも浩二の断酒を信用する。浩二自身もアルコール依存症だったことを忘れるほどだった。帰宅途中にコンビニに立ち寄り酒の棚に目をやっても、心は動かされない。

そういえば昔はレジの列に並ぶ時間も我慢できず、店の中で缶チューハイをあおったもんだなと、何か遠い昔の出来事のように懐かしく思い出す。

オレの断酒には命がかかっている。ハンパじゃないんだぞ。

浩二の決意は固かった。ところが――

再びチキショー!!

4回目の退院から2年半断酒を続けた53歳の夏の終わり、仕事の帰りの車の中だった。携帯電話が鳴る。車を路肩に停めて携帯電話の着信を確認する。「美香子」の表示がある。一瞬、背筋に冷たいものが走った。

電話に出るのはやめたほうがいい。天敵からの連絡に冷静さを取り戻した浩二はそうつぶやき、ハンドルを握って車を発進させる。だが無視しても運転中に着信音は何度も鳴り響く。

いったい何があったんだ……

浩二の脳裏に二人の子どもの顔が浮かぶ。絹子は社会人として働いている。大学には行かず専門学校を卒業した勇作もすでに就職した。美香子が2年半ぶりに電話をしてきたのは、子どもたちに何かあったからではないか。不安が脳裏で膨らむ。いてもたってもいられず、コンビニの駐車場に車を停めると、美香子に電話を入れる。

「どうしたんだ?」「どうしたもこうしたもないでしょう!」

いきなり甲高い声が響いてきた。「今月の入金、10万円って、いったい何なのよ!?」別居してからこれまで、養育費のつもりで月々20万円仕送っていた。無理をして相当な金額を渡していたつもりだ。娘も息子も就職をして社会人になった。もう養育費を払う必要はない。

今月から仕送りを10万円にした。当然のことだ。

「10万円で十分だろう。その金でマンションの管理費と固定資産税に……」「何言ってるの⁉　とにかくきちんと払ってちょうだい‼」「絹子だって勇作だって社会人なんだし、お前だって……」「私が何なのよ⁉」「お前もパートに出ているし……」

教育費はかからない。社会人になった子どもたちも生活費を家に入れているだろう。金銭的に余裕はあるはずだ。マンションの管理費と固定資産税ぐらいは面倒を見るつもりで、10万円を振り込んだのだ。だが、美香子は浩二の説明に聞く耳を持たない。携帯電話からの甲高い声が車内に響き渡る。

「人のお金をあてにしないでよ、泥棒みたいじゃない。あんた勝手に家を出て行ったんでしょう」「勝手に出て行ったってオレは……」「オレはじゃない‼　きちんと義務は果たしなさい‼　20万円は守りなさい‼　いいわね、泥棒みたいなことするんじゃないわよ‼」そう電話口で声を張り上げ、電話は一方的に切られた。

金払えって、泥棒みたいなことをするなって、なんでそんなことを言われなきゃいけねえんだ。オレが家族のためにどれだけしてきたと思っているんだ。

チキショー‼

ハンドルを握る浩二の怒りは増すばかりだ。こうなればもうダメだ。この怒りを落ち着かせ、忘れさせる方法はただ一つ。

帰宅すると、浩二はコンビニに直行、ストロング系缶チューハイとウイスキーを手に取る。店を出るとキャップを開け、ウイスキーを口に含み、缶チューハイを喉に流し込む。久しぶりのお酒に激しく咽んだ。飲んだお酒を半分以上、その場に吐き出した。涙が出た。痩せぎすのどす黒い顔をした男が、久しぶりだねとばかりに背中に取り付く感覚が蘇ってくる。

「オレ、頭が狂っているんです」

「社長、オレもう疲れました……」

浩二がそう切り出したのは、2年半ぶりに再飲酒して10日ほど経った頃だった。いつものように作業服姿の腹の突き出た白髪交じりの社長は、温厚な瞳を浩二に向けている。

「今回は2年以上続いたな」「まっ、2年半……」「惜しかったな」。社長の言葉に、浩二は答えた。

「でもダメなんですよ。酒飲んじゃうのは、女房のせいだけじゃない。オレ、頭が狂っているんです。何かあると酒に手を出してしまう」。妻との不仲が飲酒の原因と、社長にはそれとなく伝えていた。だが女房だけが原因ではない。強い怒り、喜び、悲しみに遭遇するたびに、結局、お酒に手が出てしまう。飲みはじめるとブレーキがきかない。自分の意思の力ではどうしようもないことをこれまでの経験でしみじみわかっていた。再び酒を止めるには入院して治療するしかない。

「社長、オレ会社辞めます……」

もう疲れた、それが浩二の正直な気持ちだった。どんなにあがいても再飲酒する自分に疲れ果てた。入院すれは現実の社会から離れ、美香子への怒りも遠ざけることができる。仕事のストレスもない。入院してゆっくりしたい。社長にはこれまで散々、無理を聞いてもらった。そのかいもなく再び酒に手を出して、長期間仕事を休ませてくれとはとても言えない。

「キミは『修繕』が得意だよな」。退職の話には触れず社長は浩二に聞き返した。「ええ、まぁ……」。発電機の不具合を一目で見抜く職人技は、職場のみんなも認めるところだ。

「アルコール依存症の『修繕』にはどうしたらいいんだい？」「アル中の『修繕』ですか……。それはまた入院して」「今度、入院すれば治るのかい？」「次の入院は長くかかりますけど、治さないとオレ、死ぬしかないんで……」

社長は腕を組み、ちょっと天井を見ると口を開く。

「時間がかかってもいいよ、ちゃんと治しなさい」「えっ」。クビを覚悟していた浩二は意外な表情を社長に向ける。

「ただ、約束してもらいたいことがある。病気がよくなったら戻ってきてくれ。キミは会社にとって必要な人間だからな」

「どうすれば断酒が続くかなんて、私にはわからない」「ただね、言えることは……」

久里浜医療センターには5度目の入院だ。主治医には3週間の入院で構わないと言われたが、「3か月間の入院でお願いします」と浩二は頼み込んだ。

長期の入院で心の疲れを癒したい。酒を飲んでしまう自分をどう立て直したらいいのか、じっくり考えたかった。

「あら、よく戻ってきたわね」と、笑顔で迎えてくれたのは、長年、アルコール病棟に勤務する初老の看護師だ。この看護師とは最初の入院のときから顔見知りである。

「よく戻ってきたと、嬉しそうな顔をされてもね……」。浩二が少し口をとがらせると、「だって、ここに戻ってこられるだけよかったじゃない」と、ちょっと真顔で浩二に告げた。

アルコール依存症患者は、年齢が若いほど亡くなる率が高いと言われる。長年、アルコール病棟に勤務している彼女は、それを骨身にしみて実感しているのだろう。浩二が生きて病院に戻ってきたことが嬉しかったのだ。

「2年半も禁酒できたんだ。よく頑張ったね」「何年禁酒しても、一度飲んだら終わりですよ。元に戻っちゃうんだから」

「私が『頑張ったね』と思ったのは、あんたが自助グループの支援を受けず、2年半も禁酒をしたことよ」

断酒を続けていくうえで通院、抗酒剤、自助グループが3本柱だとよく言われる。この2年半、月に1度の地元のクリニックへの通院。抗酒剤は断酒をはじめて半年ほどして、強い飲酒欲求に襲われたときに一度だけ服用した。だが、断酒会に足を運ぶことはなかった。

自助グループは断酒を続けるために、不可欠だと言われている。初老の看護師は浩二が自助グループの力を借りず、2年半もひとりで断酒したことを褒めたのだ。

入院中のプログラムの中には、断酒会への参加が含まれている。浩二も入院中、断酒会の例会に参加した経験がある。浩二は言う。「断酒会の意味が、オレにはまったくわからなかったんですよ。そんな酒飲み過ぎて会社クビになってカミさんに逃げられてとか、酒飲みながらフラフラ歩いていたらおやじ狩りにあったとかさ。そんな話を聞いて、酒が止まるわけねえじゃねえかって。バカじゃねえかってぐらいに思っていましたよ」

浩二は死んでいったアルコール依存症の仲間のことを思った。

酒を飲むと止まらなくなる、脳が壊れている、身体がイカレるか、イカレた脳が暴発し自殺するか、このままだとオレは死ぬぞ——

今回の入院では、どうすれば断酒が長続きするのか。生涯にわたって禁酒する方法はあるのか。どうすれば死なずにすむか、じっくり考えることが目的だった。そもそも医者も医療関係者もアルコール依存症者ではない。依存症ではない人間に、依存症患者の本当の気持ちはわからない。依存症患者の気持ちを一番わかっているのは——

浩二は病棟の廊下で初老の看護師を呼び止めて話をした。2年半の間お酒を遠ざけても、断酒は無理だった。長く断酒しても再飲酒する、そんなケースは多いのだろうか。

「そりゃあんただけじゃないわよ」。浩二の問いに看護師は答える。再飲酒を〝スリップ〟と言うが、浩二のようにスリップして再入院というパターンがほとんどだ。

彼女は言う。「どうすればスリップしないで断酒が続くかなんて、私にはわからない」。少し言葉を切った。「ただね、言えることは、断酒が続いている人のほとんどは、自助グループの会に通っているということよ」

みんな頭に突き付けた拳銃の引き金に指がかかっている

効果があるとは思えない。だが、他に有効的な試みがあるのか。

まぁ、断酒会にちょっと出てみるか。

浩二が断酒会にのめり込んでいくきっかけはそんな感じだった。インターネットで調べて、自宅に近い断酒会の支部の例会に出席。他の支部の例会へも通うようになる。例会への参加を重ねていくうちに、浩二の中で断酒を続けている人たちが大きな支えとなっていく。

断酒会とつながること、それが5回目の入院の成果だった。

行ける限りの例会に顔を出しはじめる。断酒会をバカにしていた浩二だが、いつしか断酒の仲間から「断酒会の依存症」と、称されるようになっていった。

浩二は言う。「断酒会には断酒して20年以上経つ人も、来ていますよ。その人たちは未だに例会に出ないと、落ち着かないと言うんです。アルコール依存症は治らない病気です。酒が少しでも入れば壊れた脳が再び動き出し、アル中に逆戻りする。だから例会に出て昔のことを忘れないようにしている。長く断酒を続けている人が言うには、止めて間がない頃は断酒の気持ちを強くするために、集中的に断酒会に参加したと」

例会は昼夜を問わず、毎日のようにどこかで開かれている。浩二は昼も夜も毎日、首都圏の断酒会支部の例会に通った。お酒の失敗談を聞いたり話したりした。

「これが効くんですよ」と、浩二は話を続ける。「中にはすごい人がいます。肝硬変の末に、食道にできた動脈瘤の破裂で、大量に血を吐いて救急車で病院に担ぎ込まれた。それを2回もやったって。ふつう死んでいるよ。その人が言うには酒を止めるにはそのくらいの経験をしないとダメだと」

離婚し仕事もクビ、すべて失ったなんて話は枚挙にいとまがない。浩二は言う。「話を聞いていると、オレはこの人ほどひどくないとか、オレは離婚できずに家庭の問題にケリがついてないなとか。パズルがはまるように心に響くんですよ。例会に集まる人はみんなアルコール依存症だから。何年酒を止めていてもいつかまた何かあったとき、酒をガッと飲むんじゃないかという恐怖を抱えている。みんな頭に突き付けた酒という拳銃の引き金に、指がかかっている。そんなグループに、オレは身を置いているんだって、つくづく思える」

浩二は言う。「一日断酒という言葉があるんです。今日は引き金を引かずにいられた。その連続が何年、何十年と続く。正直、酒を飲みたくなるときもありますよ。でも昼も夜も断酒会に出ていれば、酒を飲む暇がない。毎日仲間に会うと、この人たちを裏切りたくない。とりあえず、今日は酒を飲むのを止めようと」

「一日断酒」を積み上げて、現在、１年と３か月。浩二は１年間の休職を経て仕事に復帰した。断酒会の支部は首都圏の各地域に存在する。ネットで検索して、仕事が終わると現場から近い支部の例会に参加している。毎日のようにグループの中に身を置き、飲酒時代の体験談を聞いたり話したりして、お互いに引き金を引くことがないよう確認し合っている。

「仕事に復帰する前、息子の勇作と焼き肉屋で食事をしたとき、オレが金を払おうとしたら、『お父さん、今日は僕が払うよ』って、息子がさっと会計をしてくれて。社会人として働いているから、休職中のオレのことを気遣ってくれたんだね。子どもたちのために、離婚して家庭を壊さなくてよかった」

浩二は言う。「オレがなぜ、彼女を作らないのか、わかる？　彼女なんか作ったら女房の思うツボでしょう。ただでさえ女房は人のせいにする性格なんだから、『夫が浮気した、私は被害者だ！』って、言い張るに決まっている。そうなったらまたオレ、酒飲むかもしれないからね。オレは先を読んで彼女を作らずにケジメをつけているわけですよ。

えっ、本当に離婚するのかって。まず身体を治すのが先決で、どんなに頭にきても、絶対に酒を飲まない自信が持てたら、きちんとケリをつけてやろうかと……」

妻には今も渋々、毎月20万円を振り込んでいるという。浩二はつぶやく。

「でもねぇ……」

浩二の表情に弱気がにじみ出る。美香子のことでこれまで度々《たびたび》、引き金をズドーンと引いて、ガッと酒をあおった。果たして美香子に離婚を切り出せるか。切り出したとき、向こうがまくしたてる無理難題に酒をあおらず、冷静にいられるだろうか。

離婚するにしても、子どもたちがいる。子どもたちとの4人の家庭を解消できるのか。それを考えると、アルコール依存症と同じように女房の問題も抱えて生きるしかないのかと、ため息をつきたい心境になっていくのである。

「断酒会は〝運〟と〝チャンス〟が渦巻く宝の山です」

東京断酒新生会理事長　生馬義久《いくまよしひさ》さん

「断酒を続けるための秘訣は？」という問いに「断酒会の例会への参加を続けることです」と即座に答えるのは、全国に先駆けて1953年に設立された東京断酒新生会の理事長、生馬義久さんである。東京断酒新生会は、東京都を網羅するように支部があり、各支部は頻繁に例会を開催している。断酒会は全国に存在し、全日本断酒連盟というネットワークを組織する。

日本では断酒会とAA（アルコホーリクス・アノニマス）の二つが、アルコール依存に関する代表的な自助グループである。例会では自らの飲酒体験を語り、参加者の飲酒体験を聞く、言いっぱなし聴きっぱなし。例会で聞いた話は他言無用のルールは、両グループに共通している。生馬義久さんの断酒歴は22年、つまり22年間断酒新生会の例会に通い続けている。

生馬さんは言う。「例会に出席をしていると、だんだん耳ができてくるといいますか。例会に足を運ぶ回数を重ねるうちに、仲間の話がストンと胸に落ちるときがある。心の中のジグソーパズルにパチッとピースが合うような感覚です。同じような経験をした人と断酒会でつながり、行動を共にしていると気持ちが強くなっていく。断酒会はアルコール依存症者の家族も参加します。家族の人たちも、自分と同じような体験をした人がいることを知る。一人ではないという感覚を得るチャンスがある。断酒したい人、そしてその家族にとって、例会は〝宝の山〟です」

生馬さんも、断酒会でチャンスを得た。生馬さんは自らの経験を語る。

島根県出身の生馬さんの実家は酒屋で、子どもの頃から興味本位で店のお酒を飲んでいたという。都内の会社に就職をしてアルコール依存症に陥り、専門病院に入院。「1回目の退院のときは、うまく飲んでやろうと思っていましたよ」。でも全然ダメで、会社に迷惑をかけた。会社に辞表を提出する瀬戸際までいったが、親身になってくれる先輩や同僚がいた。

「『幹部会であいつはクビだという意見もあったけど、お前の辞表はオレが預かった。ちゃんとやらねえと、オレもお前と一緒だと判断される。甘えてんじゃねえ、もう1度入院して、元気になってこい！』と先輩に言われまして。スイッチが入りました。親身になってくれた人に迷惑をかけちゃいけない。裏切るわけにはいかないと。２度目の退院のときは本気で酒を止めないと、自分はダメになると思った。断酒会の例会に欠かさず通いました。例会で自分と同じように、親身になってくれた人を裏切りたくないという人たちと出会い、お互いに断酒を続けていこうと励まし合った。

私の場合は運がよかった。会社に親身になってくれる上司や同僚がいたこと。断酒会で自分と同じような気持ちを持っている人と出会えて、一緒に頑張れたこと。アルコール依存症は、誰かが助けてくれる類の病気ではありません。どうしたら酒をやめられるか、人によって千差万別です。でも、断酒会は本気で酒をやめるための、運とチャンスが渦巻いています」

断酒会の例会に積極的に参加している人の中にも、再飲酒して以前と同じアルコール依存症のドツボにはまり、不幸な事態に陥る人もいる。生馬さんは言う。「酒は磁石のようなものので、フラフラッと寄っていくとパチンとくっ付く。例会に参加し、十数年も断酒している人が、ちょっとした気の緩みで足をすくわれる。スリップして大酒飲みに戻って、最後は亡くなってしまうケースも見てきました。その人たちは私たちに、再び酒を飲んだらどうなるかを見せてくれたと思う。例会に通っていると、飲めばどうなるか、常に肝に銘じることができます。絶対に酒という磁石に近づかない気持ちが強くなる。再飲酒しない確率が増えます」

２０１４年、アルコール健康障害対策基本法が施行され、飲酒についての国の基本計画はできたものの、個別の施策は各地方自治体が担う面が大きく、自治体によって、到達度にばらつきがある。「アルコール依存症のことをよくわかっている医療関係者と、行政との連携をもっと積極的に考えてほしい」と、生馬さんは言う。

アルコール依存症の対策は十分とは言えないなか、人間関係が希薄な昨今だからか、東京断酒新生会も会員数を減らしているのが現状だ。「我々はどんな時代になっても、変わらず例会を続けていきます」。生馬さんの言葉には、断酒を続けるチャンスの場を、当人もその家族もつかんでほしいという思いが込められている。

そして生馬さんは、こうアドバイスする。「皆さん、自分はアルコール依存症でないと思っているでしょうけど、酒で人に迷惑をかけていると思ったら、酒はやめたほうがいい」

第3話

「ちゃんと母でありたい」
——だから、お酒をやめました。

お酒の森――。女が踏み込んだ道はどんどん狭くなっていくのだが、進めば進むほど高木がなくなり、やがて藪をかき分けるようになる。

あれ……、今、藪の向こうを横切ったのは、娘ではないか。目が合ったのに、なぜか私を無視するように、見えなくなってしまった。

あ……、今聞こえた「おばあちゃん」という舌足らずの声は、孫に間違いない。ということは、もう一人の娘も近くにいるはずだ。後ろでガサッと物音がする。振り返ると藪の中に消える男の姿が一瞬、見て取れた。

あれは夫じゃないか。その隣にいたのは息子だ。家族が近くにいるのに、なぜ出てきてくれないのだろう。私は今、道に迷って、どうしていいかわからないのに。第一、どうして家族は私から逃げるのか。

心細く情けない気持ちを紛らわせるため、手に持った焼酎の瓶をラッパ飲みして、藪をかき分け進むと、やがて少し開けて道の真ん中に高木がそびえ立っている。女は足を止めブッシュの中に現れた高木を見上げる。たわわに葉を蓄えたその木が、なぜか懐かしい。見入っているとジーンとした感情が湧き起こる。猛烈な愛着がこみ上げ目頭が熱くなる。

女はこの木の下で育ち、子どもを育て、生きてきたのだ。と、そのときだ。木が病気にかかっているのか。寿命が尽きようとしているのか、ゆっくりと倒れ掛かる。

ダメ!!

女が叫ぶ。この木が倒れると女は大きなものを失う。倒木したら女は下敷きになってしまう。

何とかしなくちゃ!!

女はとっさに木にしがみつき、倒れないよう懸命に木を押した。彼女はあらん限りの力で倒れそうな木を支える。一人の力じゃとても無理だ……。と、そのときだ。木を押す力が増した。女の背中を押す人間がいる。女を背後から押す力はどんどん強くなっていく。振り返ると娘が、その後ろには二人目の娘が、その後ろには夫と息子と孫が、力を合わせて彼女を押している。

倒木を免れ、木は徐々にまっすぐ、空に向かってそびえ立つまでになっていく。木はその姿を回復していた。だが強く支えなければ倒れてしまう。女は家族と力を合わせ、その「曰くのある木」を支え続けていた。

私、影山こずえ（59歳）、旧姓を横田といいます。子どもの頃の思い出、脳裏に浮かぶのは東京の下町、脱ぎ捨てられた靴でいっぱいの木造アパートの小さな玄関。私の家は階段の上の2階の六畳一間で、炊事場もトイレも共同でした。

父さんは痩せて小柄で頬がこけて顔はどす黒かった。鼻筋は通っていて、二重瞼の目はどこか愛嬌があった。父さんはいつも家にいました。私が物心つく頃から働きに出たことがなかった。普段は借りてきた猫のようにおとなしい父さんでしたが、お酒が入るともうダメ。トリスのウイスキーが好きな父さんでした。「なんでオレの言うことがわからねえんだ！」「なんだ、その目は！」「お前に文句を言われる筋合いはねえんだ！」「バカヤロー!!」

酔っぱらって母さんに向かって怒鳴り、ピシャッと平手で母さんを叩くことはしょっちゅうでした。小柄だけど肩幅が広くずっしりとした丸顔の母さんも、黙ってはいません。「このろくでなしが！　仕事もしないで、酒ばかりかっ食らって！」「バカヤローはお前のことだ！」「死んじまえ!!」

たまに見かねた私が「父ちゃん、もうお酒はいい加減にしてよ」と言うと、父さんの暴力が私と妹に向かおうとする。そんなときは母さんが私たち子どもの前に立ちはだかってくれました。「あんた、子どもに手を上げたらただじゃ置かないよ！」と、母さんはものすごい形相《ぎょうそう》で父さんを睨み付ける。すると根が気弱な父さんは、「ちぇっ、バカヤロー」とかなんとか言って、母さんから目を背けるのが常でした。

母さんへのDVの思い出は数えきれませんが、私も妹も酔っぱらった父さんから暴力を振るわれた記憶はほとんどありません。母さんが盾になって私たちを守ってくれたのです。

木造アパートから、近所の低所得者が暮らす市営団地に引っ越したのは、小学2年生の頃でした。働き者の母さんはパチンコ屋や近所の工場の清掃の仕事をしていましたが、アルコール依存症の父さんは、母さんの稼いだお金を勝手に酒代に使ってしまう。

ずっと生活費が苦しくて、足りない分は生活保護に頼っていました。それは私が通う小学校でも知られていて、給食のときにおかわりをすると、「生活保護の人が、給食もおかわりしていいのかよ」なんて、いじめっ子の男子に言われたことがあります。でも、私の勝気な性分は母さん譲りですから。「うるさいよ。お腹がすいているんだよ。なんか文句あるか!」と、私は男の子もたじろぐくらいに食って掛かったものでした。

ヘビースモーカーだったけど、お酒は一滴も飲まなかった母さん。母さんは我が家の大黒柱でした。貧乏だったけど、母さんは料理がうまかった。手作りコロッケ、ハンバーグ、卵焼き、カレーライス、炊き込みご飯、メンチカツ、鶏のから揚げ。母さんの料理はどれも本当においしかった。子どもの頃の一番の思い出、それは母さんの手作りの料理です。

「もう16歳だから、いいだろう」

高校に行きたかったけどお金がない。中学を卒業した私は、駅のそばのガード下の立ち食いそば屋で働きました。はじめてお酒を飲んだのはその頃でした。「もう16歳だから、いいだろう」と、父さんがいつも飲んでいる、トリスを炭酸で割ったハイボールを勧められた。はじめてのお酒に酔った私は、涙が止まらなくなってしまった。ずっと貧乏だったこと、母さんを叩く父さんの姿、高校に行けなかったこと、「お前の父親はダメな男だ」と親戚に言われ続けてきたこと。悔しい思い出が次々と頭の中に渦巻きました。

「こずえ、飲み過ぎだよ。いい加減にしな」。母さんに叱られたことを覚えています。

戦前、浅草に近い吉原の小さな女郎屋の四男として生まれた父さんは、何不自由なく育ちました。母さんに手を上げたのは、戦争を経験して軍隊でいじめられたことが影響していたのでしょう。酒焼けして頬がこけたアル中の父さんだったけど、その瞳はどこか愛嬌があって、憎みきれない人でした。

一度は諦めていた高校進学ですが、ガード下の立ち食いそば屋で、そば玉を湯切りして丼に盛っている私の姿を見た父さんが、「なあ、こずえ、バイトして金貯めて昼間の高校に行ったらどうか」と声をかけてくれました。

そうだよね、自分の人生じゃないか。

父さんの言葉にそんな思いを抱いた私は、翌年、都立高校に合格し進学しました。学校から帰宅しても立ち食いそば屋のアルバイトは続けた。近所に父さんの行きつけの「チョコボール」というスナックがあって。「こずえ、金を持って来い」という電話で、高校2年から月に2、3回はチョコボールに通い、お酒も飲みました。

スナックには当時流行りはじめたカラオケがあって。若い頃、ギターを抱え飲み屋を回って歌をうたう「流し」の仕事をしていた父さんは、北島三郎とか美空ひばりとか演歌がうまかった。「こずえ、お前も歌え」と言われて、店内の隅にあった小さなステージに立って。山口百恵、松田聖子、中森明菜、私が一番得意だった歌は、いしだあゆみの「ブルー・ライト・ヨコハマ」です。

街の灯りが、とてもきれいね、ヨコハマ～

歌い終わると店内の6、7人の客から、大きな拍手が湧き起こった。「いいね、こずえちゃん、聴き惚れちゃったよ」なんて、声をかけてくれる人もいました。「こずえ、歌がうまいのはオレ譲りだな」とか、父さんも自慢げでした。

嬉しかった。生まれて初めて人から注目を浴びたような、人から認められたような、ジーンと熱いものがこみ上げてきたことを思い出します。高校時代の一番の思い出は月に2、3回、スナック「チョコボール」のステージに立って、カラオケを歌ったことです。

何かへんだな――

高校の成績は悪くなかったのですが、大学に進学するお金はありません。「横田、お前ならいい会社に就職できるぞ」と担任に言われ、学校推薦で大手化学メーカーに就職することができました。私は杉並区内の会社の女子寮に入寮し、ようやく市営住宅から脱出できたのです。職場は丸の内のオフィス、同期の大卒はほとんど国立大学の出身でした。同じ部署で6歳年上、長身の影山守も国立大の経済学部卒でした。

バスケット部に所属していた守は退社後、会社の体育館に練習に通っていましたが、体育館が女子寮と同じ方向で。よく帰宅の電車が一緒になり、話をするようになったんです。

「バスケットはずっとやっているんですか」「会社のチームのメンバーなんです」。そんな話から仕事のこと、上司のことを語るようになって。「今度試合を観てみたいな」「ああ是非」

と、お付き合いが進展しまして。休日は彼の練習を観に行くようになりました。

結婚の話が出たのは、知り合って4か月ほどた経った頃でした。「こずえ、でかしたなぁ。影山くんと結婚できるなんて、お前は幸せものだぞ」と、父さんは大喜びしていました。国立大学卒、一流企業のエリート社員、実家もお金がありそうだ。父さんはそんな風にそろばんをはじいていました。

この人と結婚すれば、お金に困ることはない。幼い頃から貧乏に泣かされてきた私も、正直、父さんと同じような思いを抱きました。でも、母さんは違った。

「私は反対だね、生い立ちが違い過ぎる。うまくいかないよ。ああいう人は止めときな、苦労するよ」。母さんは娘の将来に不吉な影を感じ取っていたのかもしれません。

私は守に包み隠さず自分の生い立ちを話しました。生活保護の支給を受けていたこと、父親がアルコール依存症で働かず、母親に暴力を振るっていたこと。守の家庭の事情も詳しく聞きました。母親と二人で世田谷区内の家で暮らしていること、おじいさんが自宅の鴨居に縄をかけ、首吊り自殺をとげたこと。親戚にも自殺者がいること。彼の父親は若年性認知症を患い、40代後半から精神科に入院していること。

「嫁は元気な人がいい。大学出の嫁は口ばかり達者だからね。高校出ぐらいの子がちょうどいいんだよ」。姑の君枝さんにはそう言われていました。結納を交わすのに家に来るというときも、「うちは狭い市営団地で、とても来てもらえるようなところではありません」と言うと、「私は団地を嫁にするわけじゃないんだよ」と、姑は言っていました。

何かへんだな――

守との付き合いが深まる中で、私は違和感を覚えていました。彼は私の話に感情を表さない。自分の考えや思いを表に出すことがほとんどありません。例えば、お弁当を作ってバスケットの練習に行っても、ありがとうとか、おいしいとか言葉にすることはない。守が喜怒哀楽に乏しい人だというのは気づいていました。

影山の家系には因縁を背負った人が多い。多分、ふつうの家の娘ではこれから起こるかもしれないことに、耐えられないだろう――。振り返ると、姑が私を気に入った理由の一つに、そんな思いが含まれていたのかもしれません。

お酒を飲んだほうが、家事がはかどる

結婚式を挙げたのは21歳でした。私は会社を寿退社して、世田谷区内の主人の実家で、主人の守と姑の君枝さんと3人の生活を始めました。一緒になってみると、夫は何も言わない人だと思い知らされました。帰宅して「ただいま」も言わない。会社のことも話さないし、私の話にも一切耳を傾けない。美容院で髪をセットしてもまったく気づかない。こずえ、と名前で呼んだことさえない。未だに「おい」とか「ああ」とか。私は「おい」とか「ああ」という名前じゃないんだ。

結婚した翌年、22歳で長女の恵《めぐみ》を生んで、24歳で次女の幸《さち》が生まれて。私は子育てに一生懸命でした。姑は意地悪な人ではありませんが、何かにつけて細かい。「紙オムツはダメ、布オムツを使いなさい」とか。姑に言われたとおり、ウンチは手洗いしてから洗濯機に入れる。洗剤は純正のヤシの石鹼を使う。

姑に嫌われたくないから口答えはできない。夫は帰宅しても、「ばあさんと仲良くやってくれよ」みたいなことを言うぐらいで、私の話を聞こうとしない。子どもたちが幼かったから、気軽に実家に戻って息抜きもできない。世田谷には友だちもいない。おまけに若年性認知症で精神科に入院していた舅は、月に2、3度は必ず家に戻ってくる。私が子どもにオッパイをあげている横を風呂上がりの舅が、全裸でウロウロ歩き回る。

もういい加減にしてよ！

そう叫びたかったけれど……。娘を背負って近くの商店街に買い物に行ったとき、涙が止まらなかったことを覚えています。

娘時代を謳歌することもなく早く結婚して、すぐ子どもを産んで、姑や夫に尽くしているのに私には何の楽しみもない。24、25歳で孤立感にさいなまれました。私には嫁いで他人の家に入る覚悟が足りなかったのかもしれません。国立大卒の大企業のサラリーマンで、ある程度資産のある家に嫁げば、一生お金の苦労はしない。そんな打算を優先させた結果でした。

父さんは長年の飲酒がたたって、肝臓をはじめ身体がボロボロになっていて、私が25歳のときに血を吐き、そのまま亡くなりました。

父さんがいなくなって寂しかったなぁ……。働かないでお酒ばっかり飲んで、暴力を振るう父さんは嫌いでしたが、半面、愛嬌があって憎みきれない人でした。

寂しい毎日の中で唯一、癒されるのは週末の食卓。夫と姑と夕食のときに、必ずビールの大瓶を2本開けることになっていました。3人で2本だから私が飲めるのは少しだったけど、ビールが本当においしかった。フワァーと肩の荷が下りる感じがして、気持ちが楽になりました。これだけじゃ足りない、もっと飲みたかった。

近所の酒屋で密かにビールを仕入れるようになったのは、24歳で次女を出産してからでした。当時は瓶ビールが一般的で、小さな冷蔵庫を買って寝室の隅に置いて、押し入れや台所の下に隠しておいた瓶ビールを少しずつ取り出し、冷蔵庫で冷やしてグッと飲む。お酒は父さんに仕込まれ、高校時代から飲んでいます。そのうちにお酒を飲んだほうが、家事がはかどることに気づきました。夕方から飲みはじめて酔っぱらうと気持ちが楽になって、料理もテキパキとこなせるのです。

これはいいわ。

キッチンドランカーのはじまりです。いつの間にか、ビールの大瓶を2本飲んで、焼酎のいいちこを2日に1本空けるペースになっていました。酒代はかさみましたが、夫の給料はそれなりによかったし、他のものは節約しても酒代は工面しました。

「今日、酒屋のご主人に『お宅けっこう飲むね』って言われたわ」。ある日、姑にそう言われて、ドキッとしたことがあります。

姑は私の飲酒を知っていたと思うのです。でも、プライドの高い君枝さんですから、嫁が大酒飲みだなんて認めたくない。だから飲酒をとがめることは、口にしなかったのでしょう。大酒飲みの嫁をご近所に知られるのはまずい。コンビニが少なかった当時、私はご近所に知られないよう、隣町の酒屋に足を延ばし、お酒を買い求めました。

「もうこの店には来ないでほしいんだ」

酔っぱらうと頭に浮かぶのは、高校生のとき、スナック「チョコボール」のカラオケの思い出です。見ず知らずの人にほめられて拍手をもらい、楽しかった。もう一度あんな思いをしてみたい。みんなの前で歌をうたい注目されたい。

ある日の夕食のあと、私は一人で外出し、目をつけていた近所のスナックの扉を押しました。店内はカラオケの歌が鳴り響いていました。7、8人のお客さんは勤め帰りの男性で、場違いな20代後半のふつうの女性が、突然来店したことに驚いた様子でした。

「ウイスキーのソーダ割りをください」。スナック「チョコボール」で飲んだのと同じ、ハイボールを注文して。「あのう、カラオケうたってもいいですか……」。私の言葉にバンダナを巻いた店長は「もちろん」とうなずく。私はマイクを握ると高校生以来、10年ぶりに「ブルー・ライト・ヨコハマ」をうたった。うたい終わると店内が拍手で包まれて。

「いや、驚いたな」「おねえさん、歌がうまいね」「聴き惚れたよ」「野郎が声張り上げても、面白くもなんともない」「リクエストしてもいいかな」

場違いな女性客に、いぶかしんでいた客との垣根は取りのぞかれ、私はリクエストされた山口百恵、中森明菜、松任谷由実、松田聖子を次々にうたった。うたい終わると拍手に包まれ、息苦しい生活から解放され、私は生き返ったような思いに浸ることができました。

それから、スナック通いが病みつきになりました。かといって家のことをおろそかにしたわけではありません。子どもが幼稚園に通うようになるとママ友ができてランチを一緒にしたり、ママ友の家や私の家に集まって、子どもとランチを作ったり。お酒が入ってないときの私は、自分でいうのもヘンですけど、いいお母さんでした。

でも、午後3時を過ぎるとお酒が欲しくなる。ビールに焼酎の炭酸割りを立て続けにあおって、まず酔っぱらう。キッチンドランカー状態だと、テキパキと晩ご飯の支度がはかどります。料理が苦手だった姑は、私が嫁いでからはほとんど台所に立ちませんでした。君枝さんには和食を心掛け、焼き魚や煮つけの魚料理を必ずそろえ、天ぷらに豆腐料理を工夫することもしました。子どもたちが好きなハンバーグ、スパゲッティー、グラタン、カレー、ピザ、とんかつ等々、すべて手作りで料理を工夫して。旬の果物をミキサーにかけて、子どもたちにはフレッシュジュースを与えて。食卓は娘たちの笑顔に包まれました。でも夕食が終わり後片付けをすませると、私の中のスイッチが完全にＯＮに切り替わっている。

さあ、飲みに行くぞ！

頭の中にそんなモードが出来上がっている。姑は夜9時には就寝します。それまでに子どもたちを寝かしつけて、夫の守は残業や付き合いで帰宅は遅い。姑が寝入るのを待って、ときには待てずに窓から外に飛び出して、行きつけのスナックにまっしぐら。

飲み代はどうしたんだって？　馴染みの常連客が奢ってくれました。私の持ち出しは少しです。カラオケをうたっているときは店にいる男性の客を意識しているからなのでしょうか。独特のホルモンが出るみたい。男性客が奢ってくれたのも、私のそんな雰囲気にそそられるものがあったからでしょう。

そのうちにスナックの常連客の中に気の合う男が何人かできて。「まあ、飲みなよ」「悪いわね」「一緒にデュエットしようか」「いいわね」

そんな感じで「銀座の恋の物語」なんかをうたっていると、だんだんその気になってくる。「出ようか」と誘われタクシーを拾うと、最寄りの駅から3つほど離れた駅前のラブホテルに。そんなことが何回か続きました。

ある夜、バンダナを巻いたスナックのマスターが、ため息をつくように話しかけてきました。「こずえさん、もう帰んなよ、旦那さんが待っているよ」「旦那はあたしなんか待ってないわよ」「そんなことないよ」「いいから放っておいてちょうだい」「放っておくわけにはいかないんだ。こずえさん、そんなことをされると店の雰囲気も悪くなるし、お客さん同士も気まずくなる」「……」

「今日限りで、もうこの店には来ないでほしいんだ」。いつもは穏やかな目をしているマスターは、真剣な目で私をそう諭《さと》しました。

「母親として覚悟を持たなくちゃ」

行きつけのスナックのマスターにそんなことを言われて、ショックでした。むしゃくしゃした気持ちをぶつけるように、夫と大ゲンカしたのはその2、3日後でした。ケンカといってもあの人は言葉がない人ですから、私が一方的にまくしたてた。

「家に帰ってもただいまも言わない。私の顔も見ない。子どものことを話してもフーンで終わり。あんたいったい何考えているの?」夫はまたはじまったかという顔をしていました。

「あんた、自分の子どもも可愛くないんでしょう」「そんなことはないよ」「ウソおっしゃい! じゃ、なんで子どもに可愛いって声をかけないのよ? 子どものミルクやオムツ替えを一度も手伝ったことがないし、子どもが熱を出しても氷枕さえ作ったことがない」

「この前、動物園に連れていったじゃないか」「たまの休みに子どもを遊ばせたって、家族にとって何の意味もないよ！」「だからオレは仕事のほうで頑張っているからさ……」

そんな会話のあと、夫はため息をつくように、珍しく私に意見がましいことを言いました。

「お前さ、ちょっと酒を控えたほうがいいんじゃないか」「うるさい！　私がこうなったのはあんたのせいじゃないか!!」「……」「おはようもただいまも、ありがとうもご飯がおいしいも、子どもにかわいいとも言えない。あんたなんて夫でも人間でもないよ!!」

そうわめき散らすと、私は身の回りのものをバッグに詰め込んで、家を飛び出した。29歳のときでした。夫は出て行く私を見ているだけで、何も言いませんでした。夜の11時を過ぎていました。家から歩いて数分のところに国道が走っていますから、国道の交差点に立って、向こうから来る大型トラックに手を上げました。

当時を振り返ると、まともではありませんでした。京都に向かうトラックで、白髪の運転手さんはいい人でした。朝、京都の駅前で降ろしてもらって、喫茶店でモーニングを注文して。子どもたちが心配になりました。新幹線で東京に戻って、世田谷の家に帰るのは敷居が高かった。当時、私が育った市営住宅に一人で暮らしていた母さんを訪ねて事情を話して。

「子どもがいるんだから、こずえ、お母さんとして覚悟を持たなくちゃ」

それは、母さんに諭された言葉でした。

母さんに促され、影山の家に電話を入れると、電話口で姑の君枝さんに「もう帰って来なくていいよ」と、はじめて強い口調で言われた。子どもを置いて深夜に家出をする嫁に、さすがに愛想が尽きたのでしょう。母さんが付き添う形で世田谷の家に戻りました。「別れても恵と幸は置いて行け。お前に子どもは育てられないよ」。ピシャッと言う姑に、母さんと二人でただただ頭を下げました。

「申し訳ありませんでした。これからは心を入れ替えて頑張ります」。子どもたちと離れたくなかったから、ひたすら頭を下げるしかないじゃないですか。

私は二人の娘のお母さんだ。

今回の家出騒動であらためて自覚しました。〝母親失格〟と言い切った姑ですが、主人が離婚を一切口にしないので、嫁を家から追い出すわけにもいきません。離婚したら世間体も悪い。仕方がないと姑は思ったのでしょう。

でも、私は父さんのようにはならない

しかし、なぜ夫の守は挨拶ができない、言葉を話すことが苦手で家族や他人のことを考えられない人間なのでしょうか。人として何かの欠陥があるのではないか。私の中にそんな疑問がずっとありました。その疑問にある程度納得できたのは、十数年前でしょうか。アスペルガー症候群という発達障害が、社会的に知れ渡るようになり、その障害の特徴が夫とよく似ていることで、合点がいきました。

相手の気持ちや意図を想像するのが苦手。その場の雰囲気に沿った発言や、空気を読むことが難しい。人の話に共感しにくいことが多い。他人への興味が薄く、一人で過ごすのが好き等々、インターネットで調べたアスペルガー症候群の特徴が夫と重なるじゃないですか。まあ、精神的な問題については、私も夫のことは言えませんけど。

「心を入れ替えます」と君枝さんには頭を下げたのですけど、謝ったぐらいで断ち切れるほど、お酒は甘くない。午後3時を過ぎるとお酒が飲みたくなり、キッチンドランカーで晩ご飯の準備をしていると、スイッチが入って飲みに行きたいという怪しい匂いで頭の中が包まれる。夕飯をすませて子どもを寝かしつけると、姑の就寝が待てずに窓から外に脱出。

さあ今晩はどこの店に飲みに行こうかな。

近所の店が出入り禁止になっても、カラオケがうたえるスナックは山ほどあります。自宅の周辺に馴染みの店を作って。カラオケをうたって男性客の注目を集めて、仲良くなった客に奢ってもらって。ときには口説かれた客とラブホテルでの不倫。

夜中の2時に帰れば、朝7時には起きられると思っていても、帰宅は夜明けがしばしばで、朝起きられないことが続きました。夜中に子どもが起きてもお母さんがいない。幼稚園に通う下の娘のお見送りが満足にできない。飲んだ翌日は自己嫌悪に苛《さいな》まれる。

何とかしなきゃいけないと自覚したのは、小学校に通いはじめた長女の運動会で寝過ごして、お弁当を作れなかったときでした。長女に「ママのアンパンマンのおにぎりが食べたかった」と寂しそうな顔をされたときは、自分がつくづく嫌になりました。

お酒を何とかしたい。保健所に相談の電話を入れました。精神保健福祉センターを紹介されまして、私はセンターを訪ねて専門家と面談したのです。

「ちょっとお酒の飲み過ぎだという気がしているんです」。お酒を飲むと、テキパキ家事がこなせるので、午後3時頃から飲みはじめること。週に何回かは外に飲みに行き、帰宅は深夜になること。飲酒で子どもたちに迷惑をかけていること。

控えめに話したのですが、「一度、専門の先生に診てもらったほうがいいですね」。対応してくれた女性の相談員に、アルコール専門の病院を紹介されました。断酒の自助グループがあることも教えられたのです。私は相談員の説明にちょっと驚き、「私は専門の病院や断酒会が必要なんでしょうか……」と、聴き直しました。すると、相談員に告げられたのです。

「あなたはアルコール依存症の疑いがあります」

アルコール依存症って、つまりアル中のことか……

父さんは朝からお酒を飲んでいる人でしたから、幼い頃から〝アル中〟という言葉は知っていました。

私も父さんと同じになってしまった……

働かず、酔っぱらって母さんに暴力を振るう、あんな人間にはなりたくないと思っていたのに。悔しかったけど、センターの相談員に紹介された病院や、自助グループを訪れる気はありませんでした。

父さんはお酒に飲まれてしまった。でも私は父さんのようにはならない。私の十代は親のお酒で台無しだったけど、お酒を自分の力でコントロールしてみせる。うまくやってみせる。湧き起こるそんな感情はお酒への復讐で、お酒を断ち切ることなんて考えられなかった。

お酒に飲まれる生活は相変わらずで、シラフでいられる昼過ぎまではいいお母さん、お酒が入る夕方はキッチンドランカー。夜遊びとたまに不倫、そして朝帰りと翌朝の自己嫌悪。夫は妻のことに興味がなく、言葉もない。アルコールにおぼれている嫁を姑は見て見ぬふりをして。周りに誰も私を止めてくれる人間はいませんでした。

海外赴任、姑の死、そして――

でも、転機は来るものです。私が33歳のときに夫がインドネシアのジャカルタに家族で赴任することになりまして。海外赴任で環境が変わったことが、私にとって幸いでした。海外赴任の日本人と交流が増えて、休日は仲のいい日本人のお宅に家族で集まり、子どもたちと一緒に料理を作り、ホームパーティーを開きました。特に楽しかったのは二人の娘と自家製のパンを作ったり、パウンドケーキやクッキー、ベイクドチーズケーキとか、お菓子を作ったこと。「ママ、お料理うまいね」って、娘にほめられることが嬉しかった。

この時期にお酒が止まった理由は、日本人の駐在員と家族ぐるみの密なお付き合いができたから。出歩かなくなったから。日本人学校は休みが多く、娘たちといられる時間が長かったから。それともう一つ、日本で義姉夫婦と暮らしていた姑の君枝さんが、ジャカルタに赴任して1年ほど経った頃、脳梗塞で倒れ、他界したことも大きかった。

享年、74歳でした。ずいぶん迷惑をかけて申し訳ない思いもありました。姑の突然の訃報に接して、悲しみがこみ上げてきましたが、気持ちがスッと楽になったのも本音でした。

そんな解放感が身体にも影響したのでしょうか。34歳のときに私は10年ぶりに懐妊しました。私は男の子を出産しました。ジャカルタの病院で出産直後の私に、夫は珍しく笑顔で「ご苦労さん」とつぶやいてくれた。男の子ができたことが嬉しかったのでしょうか。長男は一郎と名付けました。

帰国したのは赴任から4年後、私が37歳のときでした。中学生の娘二人と3歳の長男と夫と、世田谷の家での生活です。姑は他界しましたから誰に気兼ねしなくてもいい。夫は相変わらず話し相手にならなかったけれど、私は文句を言わなかった。そういう人だと割り切ればいい。ジャカルタ時代からの断酒は続いていました。この時期が私にとって一番充実していたかもしれません。熱血母さんぶりを発揮しました。子どもたちのためにご飯も一生懸命作ったし、町内会の会長や中学校のPTAの会長も引き受けました。

思い出に残っているのは、ある日、次女の幸のことで担任に呼び出されたことです。面談室でテーブルを挟んで向かい合った若い男性の担任は、「娘さんのことですがね」と。「幸がどうかしましたか」「クラスの男の子と取っ組み合いのケンカをしまして」「はあ……」「爪を立てて、男子生徒の顔に引っかき傷が……」

言いにくそうな担任教師に、「いったいケンカの原因は何ですか」。せっかちな私は単刀直入に聞きました。「影山さんが言うには、『サチオ』『サチオ』と呼ばれてからかわれたからだと。娘さんは普段から自分のことを『オレ』と言っていますから」

長女の恵は一人遊びが好きなおとなしい子でしたが、次女の幸は幼い頃から男勝りでした。お人形には見向きもせず、男の子が好むガンダムやロボットが大好き。スカートが嫌いでズボンを好んではいて、おままごと遊びとか、ふつうの女の子の遊びには見向きもしない。幸が自分のことを「僕」とか、「オレ」というのは物心がついた頃からです。

「自分のことを『オレ』と言って、何が悪いんですか。むしろそれをからかった相手の男子生徒のほうに、非があるんじゃないでしょうか」「しかし、最初に手を上げたのは娘さんのほうですから……」「娘にケンカを売ってきたのは男子生徒じゃないですか。体力的にも優っている男の子が、女子生徒に暴力を振るわれたと、苦情を言うのはお門違いですよ」

私は担任にそう言ってやったのです。でも、まあ自分から手を出すのはよくないなと。女の子ですから、男の子とケンカをして顔に傷でも残ったら大変だと思いまして。「暴力はいけませんよ、口で相手を負かしなさい」と、幸にお説教したのを覚えています。

でも、死ねないんだね

ふつうに戻れるかな……

ジャカルタで約4年、帰国してまた3年ほど断酒は続いて、そんな思いも抱きました。でもダメだった。アルコール依存症の人は生涯、お酒を口にしてはいけない。それはこの病気に向き合うときの一丁目一番地です。少しでも飲酒をすれば欠陥脳が再び動き出して、あっという間に大酒飲みに戻ってしまう。

私もそうでした。再飲酒のきっかけは……、覚えていない。飲みだすと家事がはかどる感覚を思い出して、キッチンドランカーがはじまって。外に飲みに行きたくなるスイッチは我慢していたのですが、でもダメ。姑という重石《おもし》がなくなり、二人の娘も成長して干渉されるのを嫌がる。晩ご飯さえ作れば手はかからない。幼稚園に通う長男の一郎は、長女の恵がよく面倒を見てくれました。

飲酒がひどくなったのは、子どもたちのことがあったのかもしれません。長女の恵は高校生から、次女の幸は中学生から、猛烈な反抗期がはじまっていました。私に対して口をきかない。食事のときも2階の自分の部屋にこもってリビングに降りてこない。二人とも私が作ったご飯を食べない。コンビニで買ったものを部屋で食べている。「恵と幸に何か意見してよ」と夫に訴えても、夫は何もしてくれない。

私も悪かったんです。晩ご飯のときにお酒を飲んで、高校生や中学生の娘たちに、「あんなお父さん、お酒でも飲まなきゃやってられないわよ」とか、夫への鬱積をぶつけるように、不満をぶちまけていた。お酒を飲んだ母親が父親をなじる姿に、子どもは傷ついたことでしょう。私が一番大切にしたかった、食卓を囲むときの子どもたちの笑顔が、いつの間にか失われていることに気づきませんでした。

恵と幸の姉妹ゲンカもすごかった。ケンカがはじまると気の強い次女はガーッと長女にまくしたてる。口数の少ない長女はそんな次女をジッと見る。「何よ、その目は、言いたいことがあったらはっきり言いなさいよ！」次女は男の子に手を出すほど気が強いですから、長女につかみかかる。「何するのよ!!」黙っていた長女が甲高い叫び声を上げる。「ちょっとやめなさい、あんたたち!!」私が二人の間に割って入る。それを見た小学生の長男が部屋の隅でおびえている。そんなことが何回かありました。

末っ子の一郎は、次女の幸と真逆でした。幼いときから可愛いぬいぐるみや、リカちゃん人形が大好きで、遊ぶのは女の子ばかり。女の子と一緒に大好きなおままごとをやっていました。小さい頃からお化粧に興味があって、私のメイク道具を使って自分でお化粧をして。パンダみたいな顔を見たときはびっくりしました。物心つく頃から自分のことを「あたし」「あたし」って言っていました。

作ったご飯も食べないし、私と口もきかない。娘たちの反抗的な態度には、正直、参りました。夫は私の話を聞かない。娘たちもお母さんを無視する。家族がバラバラになってしまった。私はいったいどうしたらいいんだろう。40代で、更年期障害も重なったと思います。気持ちがものすごく落ち込んでうつ状態が続きました。酒量も増えました。

あの夜、特に気持ちが落ち込んでいて、寝室でお酒を飲んでいると、私はもう妻でもお母さんでもないんだという感情がこみ上げてきた。

生きていてもしょうがない……

衝動的に目の前のウォッカの瓶を握り締めて、ラッパ飲みしました。ゴクゴクと3分の1ぐらい。焼けるように喉が痛かった。私は強烈な喉の痛みで倒れ込み昏倒しました。嘔吐したものに埋もれるようになった私を発見し、119番通報したのは会社から帰宅した夫の守でした。救急車で運ばれて私は、病院のベッドで気が付きました。

死ねないんだね……

涙が止まらなかった。

連鎖地獄

「こずえ、病院を探したから行ってみないか」

夫に言われたのは、ウォッカをがぶ飲みして入院し家に戻った直後でした。「何言ってるのよ。私をアル中にしたのはあんたじゃないか！」私は夫に食って掛かった。でもね、あっそうか、私は入院するところまで来ているのか……

そんな思いも抱きました。当時は風呂に入るのも歯を磨くのも面倒臭くなって。変わり果てていく私を見て、危ない状態なんじゃないか。何か警察沙汰になるようなことがあったら困ると夫は察したのでしょう。アルコール依存症治療専門の病院を探したのです。

自分で言うのもヘンですが、私はもともとまっとうに生きたいと思っている人間ですから。何とか今の生活を立て直したいと、心の底で常に願っていました。夫の勧めに従い、アルコール依存症の治療で知られる、都内のA病院の精神科に入院したのは、44歳のときでした。

3か月の入院生活でした。アルコール病棟での入院生活については、他の方も詳しく説明されたかと思います。肝機能数値を表すγGTPが高く肝臓の繊維化が進み、肝硬変のリスクがあると医師に告げられました。身体が回復すると、断酒を続けていくためにはどうしたらいいのか、更生プログラムに沿った教育があって。

入院患者にはいろんな人がいました。中でも5回も入退院を繰り返しているという、赤い口紅が印象的な水商売の初老の女性の話は心に刺さった。

「父さんも母さんもアル中、弟も私もアル中……、あんたが私のように一人ものなら、飲んで死ぬのも勝手だよ。でもあんたには子どもがいるんだろう。アル中をあんたで断ち切らないと、子どももあんたみたいになるよ。酒飲みの母親の姿を見て育った子どももアル中になるんだ」

この話は怖かった。父さんはお酒に飲まれましたが、私はお酒をコントロールしてうまく飲んでやる。お酒に復讐してやると思った。でも、逆に忌まわしい連鎖にからめ取られて、復讐どころか奈落の底に沈んだ。

復讐する相手が悪い。お酒に復讐なんてできない。アルコール依存症という私の家系の連鎖を断ち切ることが大切だ。退院のときはそんな決意を抱いていました。第一、3か月の入院費用は約60万円。健康保険と別途に保険をかけていたので、持ち出しは少額ですみましたが、大学生の娘が二人いて、中学に入ったばかりの長男も、これからお金がかかる。母親のアルコール依存症のために、出費は許されません。お酒を止めなければならない。

でもね、ダメでした。また飲んでしまった。退院して家に戻ると、私の居場所はありませんでした。私の飲酒に振り回されてきた娘たちは、私が入院してホッとしたのかもしれない。母親が戻ってきたことは迷惑だったのかもしれません。娘たちは相変わらず自室に閉じこもり、コンビニで購入したものを食べて、一つ屋根の下で暮らしていても、私が作った料理に見向きもしないし、私と顔を合わせることもありません。

小さい頃から女の子とのおままごと遊びが好きだった長男は、キッチンに立って料理を作るのが嫌いではなく、フライパンで簡単な料理を作って一人で食べてしまう。私が家で料理の腕を振るう機会はなくなっていました。

夫の守は会話ができるような人ではない。むしろ怖いのはそんな夫の配偶者が陥るカサンドラ症候群という障害があると知ったことです。カサンドラ症候群とはアスペルガー症候群のパートナーとうまくコミュニケーションを取れず、ストレスや不安、不満が強くなり、心身ともに健康でいられなくなってしまう病のことです。

私のアルコール依存症は、カサンドラ症候群が影響しているのかもしれない……

再びお酒を飲みはじめた私の心の中には、そんな疑念が生じるようになりました。子どもたちのとの断絶、夫への不信。それらが重なり、

「ねえ、少し別れて暮らしたいんだけど」

と、夫に切り出したのはアルコール病棟から退院して半年ほど経った頃でした。その言葉は離婚の意志を含んでいましたが、夫は察することができません。せいぜい、またはじまったかぐらいにしか、思っていなかったのでしょう。

私は夫から20万円を受け取り、家から歩いて10分ほどのところに、家賃6万円の1DKの部屋を借りました。夫から月々5万円程度の仕送りがありましたが、私は介護の仕事をはじめました。人のお世話をする訪問介護の仕事は私に向いていた。お酒は毎日飲みましたが、仕事があるので酒量は控えました。はたから見れば、自立への準備は整ったかのように見えます。

介護の仕事はやりがいがある。私はまだ40代。心機一転、自分の人生を歩んでいけばいいじゃないか。

でもそれは、私の中で現実的ではなかった。ただ、中学生になった長男の一郎は、よく私のアパートを訪ねてくれました。一郎は人前では「僕」とか「オレ」とか言っていますが、私の前では幼いときと同じように、「あたし」「あたし」と言っている。一郎が来ると、カレーライス、おでん、ナポリタン、ハンバーグ、鶏のから揚げ、炊き込みご飯、私が子どもの頃、母さんが作ってくれた料理を一緒に作って食べました。それは一人暮らしの一番の楽しい思い出でした。

決壊

「こずえ、オレ、仙台に単身赴任することになった。家に戻ってくれないか」。夫からそんな電話があったのは、一人暮らしをはじめて6か月ほど経った頃でした。自分でも不思議なぐらい、さほど躊躇なくアパートを解約して私は家に戻りました。やはり家族が暮らす世田谷の家は、私の居場所だったのでしょうか。

せっかくはじめた介護の仕事です。続けるつもりでいましたが、家に戻ればお金には困らないし、焦る必要もない。一人暮らしのときは、昼間はお酒を飲みませんでしたが、仕事をはじめるまでは、まっいいかと。子どもたちは私と顔を合わせたくないから、リビングには下りてこない。それをいいことに、その日もいつものように、私はいいちこのソーダ割を3、4杯飲んで。焼酎がなくなった。コンビニにお酒を買いに行こうと玄関に出たら、外出する次女の幸と鉢合わせになった。

「あんた、お酒飲んでるでしょう」

目と目が合うと、次女にトゲのある言葉を投げつけられました。「飲んでないわよ……」「ウソ!」「ウソじゃない、飲んでないわ」「どうしてそんな見え透いたウソを言うのよ!」ウソつきは、アルコール依存症の特徴です。私のウソに、次女の幸はこれまでの鬱積した感情がこみ上げてくるようでした。

「飲んでいるじゃない! どうしてウソをつくの!」

幸は一瞬、言葉を切ると針のように刺さる言葉を浴びかけてくる。

「お酒を飲んでウソついて、自分勝手に家を出てもう帰ってこないのかと思ったら、いつの間にか戻ってきて。あんた、あんまりにも自分勝手じゃない」

「……」

「確かにお父さんは、あんたが言うとおり性格的に問題があるのかもしれない。でもね、私たちに文句も言わずに働いて、お金を稼いで家族を守ってくれた。あんたの我がまま放題を全部尻拭《ぬぐ》いしたのは、お父さんじゃない」

幸は毅然《きぜん》と言葉を続けました。「お父さんより自分はまともだと、あんたは言いたいんだろうけどね。あんた、家族のために何をしたのよ」

「り、料理を作って食べさせて……」

「そんなもん、何も覚えていない!!」

「昔からあんたがやったことは、お酒を飲んで酔っぱらって。もういい加減にして!!」

幸は言葉を切ると、はっきりした口調で言いました。

「あんたは、この家にいる資格なんかないんだよ」

「あんたなんか母親じゃない、あんたなんかお母さんじゃない……」

そう言い切ると、幸の二重の瞳から涙が零れ落ちた。

「ごめんなさい……」

「ごめんなさい!!」

私は声を上げると娘の足元で土下座をしていた。そして心の底から叫びました。

「見捨てないでください。もう一度、お母さんでいられるチャンスをください!!」

私はお母さんでいたかった。夫との離婚が現実味を帯びなかったのは、子どもを産んで子どもを育てて、私はお母さんだという揺るぎない思いがあったからだ。

私の母さんが作ってくれた料理は美味しかった。私と妹と母さんと、いつも笑顔で夕飯を食べた思い出があります。私も母と同じように腕を振るって子どもたちに料理を作りました。晩ご飯の食卓には子どもたちの笑顔があって、私はお母さんでした。でも子どもたちはもう私の作った料理を食べようとしません。もう私はこの家にいられない。でも私は——、お母さんでいたい——

この思いが私の〝底つき〟でした。底から脱しないと、私はすべてを失う。

「断酒会に通います。捨てないでください!!」

娘の前で土下座した私は、そう声を振り絞りました。


自助グループへの参加は、入院のときのプログラムに組み込まれていました。自分の力だけではアルコールを断つことができない。本気で断酒をするのなら、自助グループにつながることが最も効果的だと、担当の医師から言われていました。私にとっては断酒会が最後の頼みの綱でした。次女の幸の前で土下座をした次の日、地域の断酒会に連絡をして、月に2回の地元の例会や、他の地域の例会にも参加しました。

断酒会に参加して得たこと。それは「認める」ということ。自分の飲酒体験を語り、参加者の飲酒体験を聞いて。酒害体験を掘り起こし、過去の過《あやま》ちを素直に認める。

「私たちは家族はもとより、迷惑をかけた人たちに償《つぐな》いをします」。それは例会の最初に暗唱する「断酒の誓い」の文言の一つです。

迷惑をかけた子どもたちへの償いは、いいお母さんになることです。私の手料理を食べているときの子どもたちの笑顔、その笑顔こそが私にとって、いいお母さんの証しでした。子どもたちを笑顔にしたい、子どもたちの笑顔を見たいのなら、「認める」ことが何よりも大切だと、断酒を続ける中で気づいていったのです。

全部認めて、全部受け入れる。

私の断酒は、いいお母さんを取り戻すための修業のようなものでした。断酒が2年も続くと娘たちとも徐々に関係がほぐれてきました。もともと、熱血母さんぶりは子どもたちも知っています。

長女の恵は大学を出て、保険会社に就職して20代後半に結婚しました。娘より2歳年上の商事会社に勤める夫は、ちょっとイケメンでしたが、本性はギャンブル依存症でした。消費者金融からの借金も膨らみましたが、娘が参ったのは夫の絶え間ない暴言でした。

「お母さんがついている。家に帰ってきなさい」。私は娘に促しました。恵が実家に戻ってきたのは、男の子を授かって半年ほどした頃でした。本当に目に入れても痛くないほどかわいい私の初孫の男の子はダウン症です。

長女は夫からの暴言や離婚のショックで、しばらく仕事ができませんでした。「ずっと家にいていいのよ」と声をかけ、娘と孫と一緒に我が家で暮らしました。その頃、長年にわたり市営団地で一人暮らしだった90歳近い母さんを我が家に引き取りました。娘とダウン症の孫、高齢の母さんと一緒に暮らした時期がありました。

次女の幸が性同一性障害であることは、子どもの頃から気づいていました。「性別適合手術を受けたい」と相談されたのは、大学を卒業し化学メーカーに就職して2〜3年後、幸が20代半ばのときでした。

好きな人がいる。結婚したい。そんな幸の切実な願いを完璧に叶えるには、戸籍変更が必要でした。当時の日本の法律では卵巣を摘出して、肉体的に性別を変えなくてはなりません。

それには性別適合手術、いわゆる性転換手術が必要なのです。意志の強い娘です。子どもの決めたことに、私がとやかくいう筋合いはない。娘が幸せになるためなら私は何でも認める、そして応援する。子どもが笑顔になるのをサポートするのが、お母さんの役割です。

「わかった。お母さん、手術のときは一緒にいてあげるからね」。気の強い娘ですが、私の言葉にホッとしたようでした。

バンコクで手術を受けて、幸は今、旅行会社で元気に働いています。定期的なホルモン注射は必要ですが、彼女と結婚し、男性として充実した人生を送っています。


6歳年上の夫は定年退職を迎え、仕事はリタイアしました。節約にうるさい夫ですが、お祭り好きで、お祭りの写真を撮ることに夢中になっている。「家のことは何もしないんだから！」と、今もイライラをぶつけることはありますが、夫は相変わらず我関せずです。

最近気づいたのですが、夫は結婚してから一度も離婚という言葉を口にしたことがありません。他人のことを考えられない人だから、離婚なんて想像もできないのでしょうが、かえってそれでよかったのかもしれない。夫から離婚を切り出されていたら、不平不満の塊だった私は二つ返事でうなずき、とっくに家庭は崩壊していたでしょう。

長い間一緒に暮らして、「離婚」を一度も口にしなかったこと。そしてお金に困らなかったことは夫のおかげです。私のいろんなわがままを金銭面で尻拭いしてくれた。密かにですが私、夫の守には感謝しているんですよ。

長男の一郎が性同一性障害であることは、幼い頃から察していました。一郎はそれを私に公言したことはありません。でもいいじゃないですか。一郎はやさしい子です。多様性の時代です。性別違和があってもいい。その子の個性です。

断酒をはじめて5年ほどは、飲酒欲求に耐えるのに精いっぱいでした。一緒に暮らしていた母さんが亡くなって、孫は保育園に通い小学校に上がって。自分の時間ができた頃、「女性で断酒が続く人は少ない。アルコール依存症の人の力になってほしい」と、断酒会のメンバーの人に声をかけられました。断酒を説く立場になれば、お酒を飲むわけにはいかないという思いにも背中を押され、ボランティアを引き受けました。

今は、自助グループの関係でお知り合いになった、酒害に悩む女性の方の相談に取り組んでいます。なにせ、私はのめり込むタイプですから、昼も夜も休みなくボランティアに熱が入り過ぎたんですね。2年ほど前、埼玉県の大宮市で、女性のアルコール依存症の方と、家族の相談に乗っているときに突然、倒れて意識を失ってしまった。

救急車で搬送されて、病院のベッドで意識が戻ったとき、目の前に鼻筋の通った幸の顔があった。「あっ、お母さんが目を開いた」という幸の声に、ベッドを囲んでいた夫の守と長男の一郎、長女の恵と小学生の孫が私の目に映って。意識を取り戻した私を見てホッとした顔をしている。私は家族5人の柔らかい笑顔に包まれていました。

あとで知ったのですが、連絡を受けた次女が家族に連絡を取って。お祭りの写真を撮るために名古屋にいた夫も、すぐに上りの新幹線に乗り病院に直行して。長男は長女と孫を乗せ、病院に向かってレンタカーを走らせた。

「迷惑かけてごめんね」

目を覚ました私が次女の幸につぶやくと、幸は小さく首を振り、「お母さんにはお世話になっているからさ」と。瞳がやさしかった。

私をはじめ、家族一人一人にいろんな個性があり、事情があります。断酒を続けるお母さんは、全部認めて、全部受け入れる。断酒して7年、けっこう我が家は順調です。

表現する術がない女性が、言葉で伝えることを知る――そこが原点

女性アルコール依存症者の支援組織
NPO法人「あんだんて」代表　小嶋洋子《こじまようこ》さん

アルコール依存症の女性は、男性よりも断酒を続けるのが難しいと言われている。女性のアルコール依存症は男性と異なり、独特の問題をはらんでいる。

女性専門のアルコール依存症のサポート組織は、全国で10か所ほどあるという。横浜市内でアルコール依存症の女性に特化し、社会復帰の支援を担っているNPO法人「あんだんて」の代表、小嶋洋子さんに女性のアルコール依存症の現実と、回復への道のりを聞いた。

「あんだんて」の施設には、十数人のアルコール依存症者の女性が通所している。

小嶋さん自身もアルコール依存症の過去を持ち、30年以上、断酒を続けている。「あんだんて」を自ら立ち上げる前には、アルコール・薬物依存症者の社会復帰を支援するＮＯＰ法人のスタッフを十年以上経験している。

「アルコール依存症の女性に話を聞くと、その多くは幼少期にいじめや性的な虐待等のつらい経験をしています。心的外傷になっている嫌なこと、つらいことを一時的に忘れたい。それが、彼女たちの大量飲酒につながっていると察せられます。女性の幼少期のつらい体験は、アルコール依存症の父親からだったり、男性から受けた暴力がほとんどです。支援施設で男性と女性が一緒にミーティングをすると、女性は男性の顔色をうかがってしまうことが多く、人によっては男性の影がちらつくだけで萎縮してしまう場合もある。

前職の施設で、初めて女性スタッフとして私が採用され、それまでほとんどいなかった女性の利用者が20名ほどに増えまして。アルコールの依存で悩んでいる女性が多い現実を実感しました。女性だけの支援施設が必要だと、切実に思ったのです」

小嶋さんの思いが通じた形で、行政の支援を受けることができ、アルコール依存症の女性をサポートするＮＰＯ法人を十数年前に立ち上げ、施設を開設した。

女性の場合、置かれた環境が男性とは異なると、小嶋さんは言う。「女性が尊重される社会になったとはいえ、日本はまだまだ男性中心の社会です。育児やお年寄りの介護、家事も含めてそのほとんどを女性がこなしているのが現実です。

家族がいる女性は、毎日施設に通所することが難しい。また毎日、ミーティングへの参加を促されると、トラウマを抱えていたり、精神疾患のあるアルコール依存症の女性は疲れてしまう。あまり疲れさせると、幼少期のつらい経験がフラッシュバックすることも考えられるし、精神的に不安定な状態に陥ることもあります」

小嶋さんが施設で一番大切にしていることは、アルコール依存症の女性たちと楽しむことだという。みんなでお酒なしのバーベキューパーティーを開いたり、施設でカラオケをやったり、仲間の誕生日やクリスマスにみんなで料理を作ったり。お酒がなくても楽しいことがある。楽しいことを実行する中で、徐々に仲間との信頼関係を築いていく。

飲酒を最優先するアルコール依存症者は、日常生活の乱れている人が多い。小嶋さんは言う。「まず朝は決まった時間に起きて、朝ご飯を食べて服を着替えて、通所が仕事だと思ってここに来る。施設ではアルコール依存症から抜け出ようとしている仲間と話をして、つまり生活のリズムを作っていく。

『何でも相談して』と呼びかけて、施設に通うための役所に提出する書類や、生活保護に関する書類の記入を手伝ったり。難しくて面倒臭いことがあると、ついお酒に手がいっていたけど、私たちスタッフと一緒に、自分のことは自分でやる習慣を身につける」

徐々に施設で行われるミーティングにも参加し、自分の体験を語り、仲間の体験談に耳を傾ける。そんな中で、自助グループの断酒会やＡＡの例会に参加する女性も少なくないが、家族がいるとグループとのつながりを持ち続けることが容易でない。小嶋さんは言う。

「『夜、出歩かずに家のことをやれよ』とか夫に言われたり。アルコール専門病棟に入院できても、外泊で自宅に戻ると、家の中がぐちゃぐちゃになっていて、片付けるだけでくたくたになってしまう。『お前が入院しているせいで、家の中はこんなありさまだ』とか、夫の小言に、外泊中なのにお酒を飲まずにはいられなかったという女性もいました。

『あなたにとって家は回復できる場所ではない。本当にアルコールを断ちたいのなら、決断することも選択肢の一つだ』と告げるアルコール依存症の専門医もいます」

離婚も選択肢の一つという考え方に、小嶋さんも理解を示す。というのも彼女自身、頼れるものと離れたとき、初めて〝底つき〟を実感し、アルコール依存症から脱却できた経過があるからだ。

小嶋洋子さんは言う。「アルコール依存の父親と、その父親から暴力を受けていた母親の姿が、私の頭の中に焼き付いていて。母も私を頼りきっていた。私と母は特別な関係でした。お酒を飲んでいても、母が何とかしてくれると思い込んでいました。ところが『あなたも30歳になったんだし、自分で全部考えてやりなさい』と突き放されて。でもそれが、自ら支援施設を訪れるきっかけになりました。

それまで私は意志が弱い、バカな人間だからお酒が止められないと思っていたんです。でも、アルコール依存症という病気であること。お酒さえ止めればどんどんよくなっていくことを施設のスタッフや専門家に教えられて。人生を変える筋道が見えてきた」

すがれるもの、頼れるものがあると、そこに逃げ込んでしまう。放り出されるように一人になって、自分の意思で支援の施設とつながったとき、自分と同じようなつらい体験をした人がいることを知り、断酒を続けている仲間との出会いがあった。

「仲間がお酒を止めようと頑張っている。私だってやれる。徐々にそんな思いが私の中で育っていったんです」と、小嶋さん自身のケースを語った。

アルコール依存症の女性には、家族が大きな影響を与えている場合が多い。自分が守りたい家族、また自分が頼れる家族が、女性にとって断酒への大きな壁として立ちはだかったとき、どうしたらいいのか。「自分の回復だけを考えるのです。支援施設には宿泊施設が整ったグループホームがあります。その施設に一定の期間入所する。家庭があるなら、まずご主人に相談することです。お酒を止めたいからしばらく施設に入ると、自分の気持ちをじっくりと説明し、子どもを実家や施設に一定期間預けることも考える」

実はこの行動の中に、アルコール依存症からの脱却の大きなヒントが隠されていると、小嶋さんは感じている。

「アルコール依存症の女性と接していると、生きるためのスキルを学んでこなかったのだな、と感じる人が数多くいます。男性中心の社会で、女性は父親や夫の顔色を見ながら、『はい、わかりました』と、自分の意見を言わずに育った。困ったことがあっても全部、自分一人で抱え込んでしまう。つらい体験をジッと心に閉じ込めている。とても苦しくてそのつらさを紛らわせるためにお酒を飲む。そんな生き方しか知らない。

支援施設に来所することでリズムある生活を取り戻し、自分と同じような経験をした仲間と出会い、頑張って断酒している人と接する中で、最初は旦那さんや身内の愚痴とかをポツリポツリと話しはじめる。そして徐々に、ミーティングで話す言葉が増えていく。恐ろしいほど自分を表現する術がなかった人が、言葉を得て自分のことを語り出すんです」

自分の気持ちを言葉で相手に伝えること。アルコール依存症の女性の回復への原点は、そこにあると小嶋さんは考えている。

さらに、話す術を知るだけでは不十分だと、彼女は言葉を続ける。

「アルコール依存症の女性に限ったことではないのですが、いろんなことから逃げる人は多い。幼少期に受けたつらいことを両親のせいに、家庭内のいざこざを夫のせいにしたり。中には自分の中の心的外傷と向き合わず、あの人が悪い、この人が悪いと人になすり付けてばかりいる。そう思っているうちはダメです。

虐待を受けたことも暴力を振るわれたことも、つらい体験を事実として受け入れ、仲間とのミーティングの中で言葉にしていく。なんで自分が依存症になるぐらい、お酒を飲まなければならなかったのか。お酒に逃げずにこれからの人生をどうしていけばいいのか、自分の言葉で話していく。

まっ、そう言うのは簡単ですが、嫌なことがあったり、生きづらさを感じるとお酒を飲んでしまうのは、身体に染みついた習慣です。お酒を止めると決意しても、長年慣れ親しんだ生活に戻ってしまうことは珍しくありません。断酒を続けるのはそりゃ大変ですよ。

でも、そこは訓練ですね。支援施設に通い、何とかするんだと思い続ければ、再飲酒をしても何とかなるものです」

途中で通所を止めてしまう人もいるが、最長2年間の施設での支援で、働けるようになり、生活保護に頼らず、生きていけるようになった女性は何人もいる。家族と一緒に暮らし、断酒を続けている人も数多い。

施設を卒業してもバーベキューやカラオケ等、イベントには声をかける。自助グループの例会に小嶋さんは今も参加しているが、その席では施設で回復した女性たちと顔を合わせる。施設から離れても断酒を続けている限り生涯仲間だ。

アルコール依存症の女性の回復の難しさを理解している小嶋さんは語る。

「男性はお酒を止めて、社会に戻ることが回復だと思っている。女性は社会復帰も大切ですけど、お酒を断って、男性に頼らず自分の足で立つこと。家庭があっても離婚しても自分の人生を歩んでいるという自覚が持てれば、それが回復ですね」

第4話

「夢と現実の境がわからなくなって」

——だから、お酒をやめました。

お酒の森――。この道は進むにつれ道幅は狭くなるが、何やら楽しさがこみ上げてくる。道端には紅梅や白梅、カタクリ等、早春の花が咲きそろい、進むうちに満開の桜、スミレ、イチリンソウ、エビネ、ギンラン、ナズナにホトケノザ等々、道端に春の野草が可憐な花を咲かせている。小鳥のさえずりがあっちからもこっちからも聞こえてくる。立ち止まり見上げる空は雲一つない晴天だ。

先に行くと道の両側は、白と紫のまん丸のアジサイの花が咲き誇り、まるでお花の通路のようだ。さらに行くと、今度は一面、ヒマワリの花が咲き乱れている。

ワクワクしながら歩む男の視界がパッと開けた。そこは赤や青や紫や白や、この世のものとは思えない、色鮮やかなお花畑が広がっている。お花畑の周りには無数のチョウチョが舞っているではないか。

いやー、最高の気分だ。こんな楽園がこの世にあったのか。

男はお花畑のそばに腰を落とし、缶チューハイで喉を潤す。

あー、酒がうまい。

と、そのとき、男は一瞬真顔になる。

今のはなんだ……

男の脳裏を過ったのは、妻、子ども、親、同僚、友人たちの顔。みんな刺すような、問い詰めるような目を男に向けている。

嫌だ‼

男は目を覆い、缶チューハイを一気に飲み干す。だが脳裏を横切った〝地獄絵〟は、完全には消え去らない。ふと横を見ると、澄んだ水をたたえる湖が広がっているではないか。気分を変えようと男は服を脱ぎ、湖にザバーンと飛び込んだ。

うわー気持ちいい。最高だ‼

手足を伸ばして泳いだ男は、湖から上がると服を着て、お花畑を眺める。スッキリしたつもりだったが、酔いが少し醒めたのか。またあの〝地獄絵〟が脳裏に広がる。

うわー‼

男は声を張り上げ、あわててウォッカの瓶をラッパ飲みする。もうろうとした頭で身体を横たえると、男は艶《あで》やかな花が咲き乱れるお花畑にうつろな目を向けた。

2021年3月下旬、久里浜医療センター前のバス停。この日が7回目の退院日となった東野勇《ひがしのいさむ》（55歳）は、目の前に広がる三浦半島野比海岸の白波をぼんやりと眺めていた。中背で細身の身体。長年のアルコール浸けの生活がたたっているせいか、年の割には顔に深いしわを刻む。やや飛び出した目が大きく見えるのは頬がこけているからだろう。3週間の入院での解毒治療で、体調はすこぶるいい。前の6回はすべて3か月の入院生活だったが、今回は3週間だった。

京急《けいきゅう》久里浜駅を行きかう人たちにコート姿の人は少ない。3週間前の入院の日、寒空の下、駅前のコンビニで購入し一気飲みした缶チューハイが最後のお酒だった。これまで経験した6回の退院日には、〝いや、お疲れさん〟とか自分に声をかけ、駅前のコンビニでストロング系缶チューハイを購入し、その場で喉を潤すのが常だった。7回目の退院日の今日も駅前のコンビニに足を向けたが、勇はあわてて踵《きびす》を返した。

オレは今、本当に崖っぷちにいる……

勇は自分に言い聞かせるようにつぶやいた。アルコール依存症と診断された7年ほど前から、入退院を繰り返している。会社の有休はとうに使い果たし、傷病休暇制度を頼って休職を繰り返したが、昨年秋頃からはその制度も使えなくなっている。基本給の支給は途絶え、今は基本給の３分の１程度の公的な傷病手当の支給に頼る。

会社からは今年の10月までがタイムリミット、それまでに職場復帰が叶わなければ解雇と通知されている。そうなれば別居中の妻にも娘と息子にも見放され生活保護に頼り、四畳半一間のアパートで酒におぼれて早晩、孤独死という、よくあるアルコール依存症患者の末路が待っている。勇にとってここからの６か月が最後の勝負なのである。

今、オレがやることは何か……

アルコール依存症からの脱出。やらなければならないことが勇にはわかっていた。


「自分をさらけ出せる。自分の性格を酒の力で変えられる」


東野勇は１９６６年に東京郊外で生まれた。３人兄弟の末っ子だ。勇と酒の出会いは高校生のとき。高校１年からはじめた近所のスーパーのアルバイト仲間はみんな年上で酒好き。土日はよく居酒屋に飲みに連れて行ってもらった。当時から、「お前、酒が強いなー」と、仲間内で言われていた。

勇は言う。「その頃から酒は大好きで、飲めばすごくいい気持ちになって。当時から酔っぱらうと、まるでお花畑にいるような感覚になっていました」

そんな気持ちを抱く背景に、自分の性格があるのではないかと勇は言葉を続ける。

「アルコール依存症を克服する過程で、自分のことを話し、相手の話を聞くということを積み重ねたので、今はある程度しゃべれるようになりましたが、若い頃から人前でしゃべるのは苦手で、僕は目立たないタイプの人間でした。なぜ人の目を気にする性格になったのか。振り返ると幼稚園に入る前から、親に近所のスイミングスクールに通わされていて。小学校時代も放課後みんなと遊びたかったけど、『泳ぎの練習に行くからバイバイ』と。水泳の練習はきつくて止めたかったけど、そんなことを言ったら、期待している親をガッカリさせてしまう。嫌なことでも、自分を押し殺してずっと続けるという、小さい頃に培われた習慣が、自分の人格の柱になってしまったのかもしれません。そんな自分の性格が嫌いでしたね。

ところが酔っぱらうと肩の荷が下りるというか、気分がスッと楽になる。言いたいことも言えて、自分をさらけ出せる。自分の性格を酒の力で変えられる。酒は自分の人生になくてはならないものと思ってきました」

三十数年前の学生時代はコンパが盛んで、学生が集まる居酒屋の各テーブルを同好会の仲間が囲み、興が乗ればハイボールやチューハイをジョッキに注いで、それを「イッキ！ イッキ！」と囃《はや》し立て飲み干し、盛り上がっていた。

バブル期と重なり就職は引く手あまた、勇は大手住宅販売会社に就職。1990年当時、住宅ローンの金利はおよそ8・50%。住宅金融公庫で3000万円借りて、35年間返済し続けると、返済総額は倍以上の約6766万円だったが、1億円近いマンションや戸建てが飛ぶように売れた。不動産は必ず値上がりするという土地神話を誰も疑っていなかった時代だった。

仕事は営業。接待交際費は青天井で、毎晩のように夜遅くまで飲み回った。妻の洋子《ようこ》との結婚は勇が27歳のとき。静岡支店に赴任中に飲み会の席で共通の友人に紹介された。

50歳を過ぎ、年相応に丸みを帯びた小柄な勇より1歳年下の洋子は言う。

「初対面のときは温和な人だなと感じましたね。大きな会社に勤めているし、将来的にも安定した生活が送れるだろうと。ええ、当時からお酒は好きでしたよ。私もお酒は好きですし、夫婦で晩酌が楽しめるなと。それも結婚を決めた理由の一つでした」

所帯を持って2~3年して郊外の私鉄沿線に新築の建売り一戸建てを購入。住宅金融公庫から30年住宅ローンで3000万円の融資を受けた。同じ時期に長女の正美《まさみ》が、3年後には長男の義男《よしお》が誕生した。30代前半には係長に昇進。公私ともに順調ではあったのだが。

バブルが弾け土地神話は崩壊し、営業成績は伸び悩んだが、売上げのノルマは厳しく課せられた。バブル崩壊後のビジネスモデルをどうするかの模索も続いた。洋子は言う。

「結婚当時、帰宅はほとんど夜10時、11時。毎晩、相当お酒を飲んでいましたけど、飲むのも仕事の一つだと思っていました。〝モーレツ社員〟が当たり前の時代でしたからね」。この頃から極端に夫婦生活も減るが、原因は毎晩のように泥酔して帰宅するせいではないかなと、妻も察してはいた。

勇も30代半ば頃から、酒量のコントロールがきかなくなっている自覚はあった。土日や祝祭日は昼頃から飲みはじめて、だらだら夜遅くまで、缶チューハイのロング缶を10本は飲んだ。そんな生活が続いた40代前半のある日、長女の運動会で失敗をやらかす。

娘の運動会でも焼酎

勇は言う。「娘が小学４年生のときの運動会に家族で出かけて。暑い日で、作った弁当が傷むから、昼近くになったら僕が家に取りに戻るという話になっていたんです。その日も朝から隠し持っていた２００mlの焼酎のペットボトルを２本飲んで。

そろそろ昼の時間になるので、僕は家に戻り弁当を持って。そのときも焼酎の２００mlのボトルをポケットに入れて。それを飲みながら学校に着くと、まだ午前の部の出し物が終わっていない。朝から焼酎を合計３本飲んでいるからベロベロで、『ちょっと休むか』と、校庭の隅の木陰に腰を下ろすと、そのまま寝てしまったんです。何度目かの携帯電話の着信音に気づき、あわてて妻のもとに駆け付けたんですが、妻と子どもたちは友だちの家族のビニールシートの隅に腰かけて、不機嫌な顔で僕をにらんでいる」

勇は作り笑顔で懸命に、「待たせてごめん、さっ、ご飯食べよう」と声をかけるが、娘は「もういい。隣のお友だちにおにぎりもらったから、遊びに行く」と立ち上がると駆けだし、姿が見えなくなってしまった。あのときを振り返り、勇はため息をつく。

「子どもにとって一番楽しいはずの運動会で、隣の子におにぎりをもらって食べて、そこに酒臭い父親がフラフラしながら戻ってきて……。最低ですよね。アル中の親父でも子どもたちに暴力を振るうとか、暴言を浴びせるとかは一切しませんでしたが、運動会での父親の失態は、子どもにとって大きな暴力だったでしょう」

「パパ、お酒飲んだでしょう」「飲んでないよ……」「ウソおっしゃい!?」運動会の夜、妻の尖った声が家の中に響いた。洋子は言う。

「夫がまともではないとはっきり思ったのは、この運動会の出来事からでした。お酒の飲み方がヘンだ。でもまさか、病気だとは思いませんでした」

この事件の頃から、妻の夫への口調はトゲのあるものとなっていく。「週に2回は休肝日を作ろうよ」「週に2回はお酒を飲まずにまっすぐ帰ってきて、みんなでご飯を食べよう」「土日は昼間から飲むのを止めてちょうだい！」

「わかったよ」「ごめん」「何とか頑張ってみるよ……」。夫は妻と視線を合わせず、そんな言葉を繰り返す。ときには顔をしかめ「うるせ〜な〜」と、舌打ちするように言う夫と、口ゲンカになることもあったが、洋子は言う。

「私もねぇ……、心が痛かったんですよ。仕事は大変そうだ。ギャンブルの趣味もなく、女性の問題もなくて、家にはきちんとお金を入れてくれる。子どもにはやさしい。私に暴力を振るったり暴言を吐いたりすることはない。お酒はあの人にとって唯一の楽しみですから、それを取り上げちゃうのもかわいそうかなと思って」


「どの酒が臭わないか、研究しました」

30代後半には連続飲酒に陥っていた。シラフでいることができない。会社でも酒を飲んだが、酒臭いと同僚や上司に言われたことは一度もなかった。勇は言う。

「どの酒が臭わないか。研究しました。ビール、日本酒、ウイスキー、ワインもダメ。アルコール度数が高いウォッカやジンが臭わないとわかって。家でジンやウォッカをペットボトルに移し替え、カバンに隠して会社に持ち込み、会社のトイレの個室でガッと飲んで。トイレの洗面所でしっかりうがいをして、さらに臭い消しのためにガムを嚙む。そういう努力は惜しまない。飲んでいることが見つかり、職場で飲めなくなることが怖かったんです」

常にアルコールに浸っているから、仕事に身が入らず、まともな営業ができない。社内で提案すべきことがおろそかになる。必要な稟議書が後回しになり、同僚に迷惑をかける。「なんでやると言ったことがやれねえんだ！」と、上司に叱責されることも多くなる。

またやっちまった……

何をやってもうまくいかない。頭を抱えるのだが、でも大丈夫だ。自分には強い味方がある。酒さえ飲めばイッパツで解決するのだ。コンビニで手に入れたお酒をグッとあおりさえすれば、お花畑の中にいるような気分に浸れる。つらいことがウソのように吹き飛び、「は～、まぁ～何とかなるわ～」と、楽観の心地よさに包まれる。お酒は不都合なことにフタをしてくれる。嫌なことを忘れさせてくれる。

勇は言う。「そんなことを繰り返していると、非現実と現実の区別がつかなくなってくるんです。酒を飲むと、すべて楽観的に考えられる。夢の世界に迷い込んだように、飲んでお花畑の中にいる自分が正常な自分だと、思い込むようになる。酔いが醒めて、現実のわけのわからない世界にいるのが怖い。だから酔いが醒めてくると、あわてて酒を飲むんです」

だが四六時中、夢の中にいるわけにはいかない。最初は会社の定期健診だった。40歳を過ぎた頃である。肝臓の機能を表すγGPTの数値が1000以上あった。正常の人の20倍以上だ。会社に委託された産業医から呼び出しがかかる。社内の健康相談室に出向くと、「お酒は飲んでいますか？」産業医の眼鏡の奥の瞳からは冷静さが伝わる。「け、けっこう飲む方ですが……」。毎日、朝から会社でも飲んでいるとは言えない。だが、産業医は勇の状態を診て、ある程度察しがついていたのだろう。

「一度、アルコール専門のクリニックの診察を受けてください」。産業医は勇に告げる。産業医の指示は業務命令のようなものである。勇は渋々、家に近いアルコール外来を併設する精神科のクリニックを訪ねる。チェックシートには控えめな記入をしたが、医師には「立派なアルコール依存症です」と、告げられる。

「そうですか……」。ふつうの酒の飲み方ではないと自覚のある勇は、医師から病名を告げられても、驚くことはなかった。

「先生、会社の手前もあるので、診断書には『アルコール性肝障害』とか、書いてくれませんか」。だが勇の浅知恵もむなしく、診断書に目を通した産業医の語調は厳しかった。

「アルコール外来ではどう言われたんですか」「アルコールを飲み過ぎているから、酒は控えろと……」「本当にそれだけですか。とにかく今のままだと肝硬変を引き起こす危険があります。通常の勤務は認められません。アルコール外来の担当医に、どのような治療が必要なのか、ちゃんと診断書に記述をお願いしてもらってください」

産業医にそこまで言われたら、隠しきれない。勇は『病名：アルコール依存症、入院治療が適当』と、記述された診断書を総務部に提出。アルコール依存症の治療では歴史と実績がある久里浜医療センターに初めて入院したのは、45歳のときであった。

退院して、コンビニに駆け込んで――

三浦半島の野比海岸に面した病院施設を目にしたとき、それが刑務所のように映ったのは、この休職でキャリアに傷がつき、出世レースから降りることを意味していたからだろう。最初は内科病棟に入院して、弱っている身体の回復を図る。酒ばかり飲んでいた勇はまともな食事をしていない。入院前に口にしていたのはバナナとカップラーメンだけだった。

約1か月間の内科治療でふつうの食事が取れるようになり、体力はみるみる回復した。離脱症状の手の震えや急な発汗、不眠、動悸等は投薬治療で治まった。

プログラムでは冊子が手渡され、それに沿って飲酒のデメリット、禁酒のメリット、アルコール依存症という病気の詳細等々、飲酒体験を振り返りながら、入院患者同士が話し合う。依存症の克服は生涯断酒しかない。断酒をいかに続けていくか、話し合いは繰り返される。

入院中はもちろんお酒は手に入らない。強い飲酒欲求はほどなく収まり、アルコールを意識しなくなっていく。アルコール依存症者は酒を飲むことが何にもまして優先するから、家族や友人、同僚にウソをつき、約束を破ってお酒を飲み続けている。周囲に愛想を尽かされている人ばかりで、患者は孤独な人が多い。だが入院患者は同じような境遇の人がたくさんいて気が楽だし、同病相憐れむ感情が働くのか、孤独感が癒される。みんなで和気あいあいとやって、入院生活はけっこう居心地がいい。

勇は言う。「患者同士でよく言われるのは、久里浜の病院を退院して3日以内に酒を飲む人が半分、残りの半分のうち3か月以内に4割は再飲酒をする。久里浜には150人以上の入院患者がいますが、1年以上禁酒が続く人は全体の1割にも満たない。それが現実じゃないですか。僕も退院して外に出ると、酒が飲みたくていてもたってもいられない。京急久里浜駅前のコンビニに駆け込んで缶チューハイを手に入れ、喉をうるおしました」。入院しても勇は禁酒をする気など、さらさらなかった。

もう大丈夫だ。退院すると勇は妻の洋子に言った。「完全禁酒は難しいな。週に3日程度、３５０mlの缶チューハイを一本だけ、そのくらいは許してくれよ」

洋子は言う。「私は主人がアルコール依存症と診断されるまで、そんな病気があることを知りませんでした。お医者さんには一生断酒しないとダメと言われましたが、休職して3か月も入院したのだから、病気は治った、前のような飲み方はしないと思うじゃないですか。お酒しか楽しみがない人だし、仕事のストレス発散になるのなら、家で少しはいいかなと。結婚当時のように、夫婦でビールやワインを楽しめるかもしれないと……」

週に3日、３５０mlの缶チューハイ1本、そんな約束が守れたのは2週間ほどだった。すぐに隠し酒がはじまる。会社の帰りにコンビニでお酒を買ってグッとあおって、何食わぬ顔で帰宅する。家でも飲みたい。お酒を隠し持って帰宅する。楽しむための酒ではない、酔うためにお酒は強いほうがいい。妻との約束がある手前、大っぴらに飲むわけにはいかない。

「飲んでいるんじゃないの⁉」妻は語気を強めて問い詰める。その都度、夫は首を横に振るが妻の不信は募るばかりだ。

洋子は言う。「私の前ではこれ見よがしに、缶チューハイをチビリチビリと飲んでいましたが、トローンとした目つきや、全身が丸まったような感じとか。以前のひどいときの状態と同じ感じでしたから。この人、隠れて飲んでいると、疑いの目で見るようになって」

そうなると妻はいても立ってもいられない。夢中で家の中を探し回ると、出るわ出るわ、ベッドの下、クローゼットの奥、靴箱の隅、トイレの引き戸の奥。「えっ、こんなところに……」というところから、酒瓶や缶チューハイやお酒の入ったペットボトルが続々出てくる。

「これいったいどういうことなのよ⁉」洋子は見つけた酒をリビングのテーブルにズラッと並べて、勇に詰問する。「1週間に3日、缶チューハイ1本だけという約束じゃないの⁉」

妻が問い詰めても、約束を破った夫はただ下を向いて黙っている。そんなことが何度も続いた。ある日、夫から言われたことを妻は語る。

「『ごめん』って。『オレ、本当は飲みたいんだ、飲ませてほしい』って。ローンもあるし子どもはまだまだお金がかかるし、夫に働いてもらわないと困る。お酒が仕事の糧になるんなら、飲ませてあげてもいいのかなって……。『じゃ、週に5日、缶チューハイ2本までよ』

って、家で飲む量を増やしてあげたんです」

勇は言う。「1日2本なんて、そんな量じゃとても足りません。家に隠すとすぐにばれるから、朝、駅までの出勤途中にコンビニで強い酒を買い、まず店の前で飲んで、会社の行き帰りにすぐ飲めるよう、街路樹の植え込みとか、駅の近くの公園の雑草の中とかに隠しておく。いろんなところに隠すから、どこに隠したか忘れてしまう。ペットボトルにジンやウォッカを入れ替えいつも持ち歩いて。そうなったらもうダメです」

ダメでも関係ない。妻に口やかましく詰問されても、仕事でミスをやらかして上司に叱責されても、どうということはない。お酒さえ飲めばお花畑の中にいられるのだ。花畑だけで足りないのなら、お花畑のそばの素敵な湖にザバッと飛び込めばもう爽快だ。「何とかなるさ〜」と、常に気楽な気持ちでいられる。ときに酔いが醒め、現実世界を垣間見ると、何か別の世界に迷い込んだような不安に襲われる。わけのわからない悩みのある世界が怖いから、あわててお酒をあおる。

ICUでも酒が飲みたい

最初の退院から3年ほどで、勇は久里浜医療センターに3回入退院を繰り返している。会社の対応は手厚かった。20年以上の勤務で150日ほど積み上がった有休を使い、その後は精神疾患という位置づけで傷病休暇制度の適用が認められ、基本給が支給された。久里浜医療センターでの3か月間の入院費50万円ほどは、高額療養費制度の適用と、加入していた生命保険の入院特約を利用し、持ち出しは月に8万円程度ですんだ。

恵まれた環境がアルコール依存症と向き合うことを遠ざけたとも言える。大量飲酒で食事も取れず、痩せ細り最悪の状態に陥ったときはまた入院すればいい。入院中は酒が飲めないが、治療で体調は回復するから、退院後は酒が美味しく飲める。シャバでは酒を飲むためにウソばかりついているので、人が近寄ってこない。だが、病棟では自分と同じ人間ばかりだ。孤独感を感じなくてすむ。何回も入退院を繰り返していると、入院生活も悪くないと思えるようになってくる。

「また飲んで!!」妻の叱責に「飲まないように今度は頑張るよ……」。また心にもないことを言う。「ウソばかりついて!!」妻の語調の強さに視線を合わせないように黙る。ときには「うるせ～な～」と、ふてくされた口調で言い返す。

妻は言う。「あるとき、夫から抗酒剤というのがあるという話を聞いて。この抗酒剤を飲んでお酒を飲むと動悸が激しくなり、ひどい吐き気に襲われると聞いたんです。抗酒剤を毎日飲めば、お酒を止めることができるんじゃないかと思った。『パパ、私の目の前で毎朝、抗酒剤をゴックンと飲んで』と、夫に薬を飲ませたのですが……」

勇は言う。「僕が使ったのはシアナマイドという液体の抗酒剤ですが、一度この薬を飲んだあとに、我慢できずに缶チューハイを飲んだ。そしたら動悸と吐き気で、救急車を呼ぶ騒ぎになってしまって。妻はこの薬が最終手段だと思ったんじゃないですか。最初のうちは僕も妻の言うとおり薬を飲んでいたのですが、どうしても酒が飲みたい。シアナマイドは透明な液体でにおいもほぼない。そこで瓶の中の薬を全部捨てて、代わりに水を入れ、それを妻の前で飲んで。そのくらい酒を飲むために必死だったんです」

口を酸っぱくして言ってもダメ、家の中を探して見つけたお酒をテーブルに並べ、罵《ののし》ってもダメ。最後の手段だと目の前で抗酒剤を飲ませても、平気で妻を欺《あざむ》く。ほとほと愛想が尽きた。このままでは早晩、夫は働けなくなるだろう。生活費、住宅ローン、子どもの教育費。お金はますます必要になる。不安を挙げればきりがない。近所の病院で事務仕事のパートをはじめたが、とても夫の収入にはかなわない。洋子は言う。

「何かあの頃の私はアリ地獄の底にいるような、すり鉢の一番底であがいているような……。夫のアルコール依存症はどんどん悪化していく、この先どうなるのだろうと。こんな状態から抜け出したいのだけれど、どうしていいのかわからない」

　洋子のアリ地獄からの脱出のきっかけは断酒会だった。パート先の心安い同僚に、勇の病気のことを吐露すると、知り合いの亭主もそうだった。その人の場合、断酒会が立ち直るきっかけになったと教えてくれた。

「でも、断酒会ってアルコール依存症の人たちの集いでしょう」「それだけじゃないのよ。アルコール依存症の患者を身内に持つ人たちが集う家族会というのがあるの。家族会の人も断酒会に出席していいのよ」と、教えられた。インターネットで調べると、断酒会は全国各地にあり、定期的に例会が開かれている。早速、家に近い断酒会の責任者に連絡を入れ、例会への出席の承諾をもらった。

　洋子は断酒会の例会に、初めて参加したときのことを語る。

「驚きましたね。アルコール依存症の人で何年も、何十年もお酒を止めている人がいる。アルコール依存症でもお酒を止められるんだって、目から鱗が落ちるような気持ちでした。夫に断酒している人の話を聞かせたら、お酒をやめてくれるかもしれないと思った。

　実際に夫と一緒に、何度か例会に足を運んだんですよ。夫も断酒を続けている人の話に感動して、『オレ断酒する、家族一丸になって頑張っていこうね』『パパ、私も応援するからね』みたいな話で盛り上がったんです。でもダメ。お酒を飲んじゃう。この人に断酒させるのは無理だ……、徐々にそう思うようになって。夫と話をする気もなくなっていきました」

５回目の入院前のある日の出来事だった。その日、四谷にある会社に出社したが、朝から気分が悪かった。仕事をこなそうとしたがどうにもダメだ。「すみません、体調悪いんで……」と早退し、息を切らしながら四ツ谷駅までたどり着いた。ＪＲの駅のベンチにうずくまっていると、「大丈夫ですか、駅員を呼んできます」と、若い男の声が聞こえた。しっかりしなければと、カバンからジンの入ったペットボトルを取り出し、ゴクリゴクリと何回かあおった。「どこまで帰るんですか？」そんな駅員の声に、「横浜のほう」と答えた。「こんな状態で無理です。救急車を呼びますよ」。駆け付けた救急隊員が勇を支えて救急車に乗り、東京女子医大病院に搬送。ＩＣＵに運び込まれた。しばらくして病院に駆け付けた妻に、「カバンを取って」と小声で告げる。

勇は言う。「ＩＣＵのベッドのそばの棚の上に僕のカバンがあって、その中にジンのペットボトルが２本入っていた。それを取り出してベッドの下に隠そうと思ったんです。妻や看護師の目を盗んで酒を飲もうと思った。救急車で病院に運ばれたことより、カバンの中の2本の酒が気になっていたんです」。とにかく酒が飲みたいのだ。

共依存からの脱却

洋子は断酒会を知り、酒害の身内を持つ家族会の人たちとつながることができた。月に一度の家族会の例会に参加し、少しずつアリ地獄の底から抜け出している実感を得ていく。

洋子は言う。「家族会の例会で、私は自分の胸のうちに溜まっているものをさらけ出すように話しました。とにかく将来の不安で、がんじがらめになっていて。解決策がまったく見えない。重たいヨロイを何枚もまとっているような感じで、身動きが取れない。その日その日を暮らしていくのに精いっぱいで、晩ご飯のことを考えるのさえつらい。

家族会の人たちは私の話をうなずきながら聞いてくれて。家族会のメンバーも身内の酒害でひどい目にあっていますから、私の気持ちをわかってくれていると、ひしひしと伝わってきました。聞いてもらうことを積み重ねているうちに、重たいヨロイが一枚一枚、はがれていくような感じがして、徐々に心が軽くなっていきました」

夫はいつどうなるかわからない。夫に頼っているわけにはいかない。妻は徐々に行動を開始する。パート先の病院に夫が病気と事情を話し、勤務時間を長くしてもらった。同時に健康保険にも加入の手続きを取ってもらった。健康保険の資格を取得したことで、いざというときは、子どもたちを自分の健康保険に加入させることができる。

将来への不安はとどのつまりお金だ。洋子は知り合いに紹介された行政書士に相談して誓約書を作成した。その内容は会社を解雇された場合は離婚。その際、退職金は折半、家は売却しローンの残金を差し引いた残りの金額を折半。家財道具等も査定を入れて、その金額を折半等、いざというときのお金の分配を文面に残し、夫に判をつかせて預かった。洋子は不安の芽を少しでも摘み取ることに集中した。

「あまり世話をやかないほうがいいよ、ほっときなさい」。これも身内の酒害と長く付き合った家族会の人のアドバイスだった。その言葉には、アルコール依存症の当人に、家族から見放される怖さを実感させる意図が込められていた。

そしてその言葉には、さらに深い思いも込められている。酒害を引き起こす夫の世話を焼くことで、妻は「自分がいないと夫は生きていけない。夫にとって自分は必要な人間だ」と思い込み、自己評価のよりどころにする。つまり夫と妻が共に依存する〝共依存〟と言われる関係だ。その関係から脱却しなければならない。妻にも子どもにも、家族にはそれぞれ人生がある。アルコール依存症の人間の世話を第一義に考える前に、自分の人生を見つめて、自分の人生を生きること。「共依存からの脱却」には、そんな意味が込められている。

勇は言う。「妻が僕に距離を置く感じになってきました。『パパ』と呼んでいたのが『あなた』と呼んだり。入院の準備も『自分でやりなさい』と、手伝ってくれなかったり」


「80歳を過ぎたオフクロが泣きながら僕のあとを追ってくる」


5回目の入退院から間がない頃だった。「また飲んだ」「飲んでない」「飲んだじゃない!!」と、いつもの口ゲンカをしたが、このときの洋子は違っていた。

「いつもいつもウソばっかりついて、もう一緒に暮らすのは嫌だ!!」

勇は呆気《あっけ》に取られた。飲酒をガミガミ言われるのは慣れていたが、家から出て行ってほしいと妻から言われるのは初めてだった。酔いが醒め、一瞬、現実に引き戻される。と同時にこれまで妻についてきたウソの数々が、自責の念となって勇を襲う。

「わかった、オレが出て行くよ……」

勇は一言そう言うとボストンバッグに身の回りのものを入れ、家を出て東京郊外の実家に転がり込み、居候暮らしをはじめる。父親はすでに他界し、実家には80歳を過ぎた母親が一人で暮らしている。５回目の退院のあとの１年間はほとんど休職していた。実家でも、やることといえば酒を飲むことだ。その当時のことを勇は語る。

「ある日、外に出るところをオフクロに見つかり、『ちょっと、散歩に行ってくる』と言うと、『行かないで。外に行っちゃダメ！』と、必死な顔で止められて。逃げるように家から飛び出して、近所のコンビニで缶チューハイを買い、店のそばの縁石に座って飲んでいると、いつの間にかオフクロが僕の隣にいて。『勇、お願いだから飲まないでおくれ』って。『うるせえな、ついてくんなよ』と、僕は小走りで逃げる。『お願いだから飲まないでおくれ！』って、80歳を過ぎたオフクロが泣きながら僕のあとを追ってくる。それを振り払って……。

思い返すと地獄ですよね。でも、あのときは親不孝しているとか、オフクロに申し訳ないとか、そんな気はさらさらなかった。酒を飲むことで必死だったんです。邪魔しないでくれという気持ちしかなかった」


洋子は迷い悩んでいた。家を出た勇が向かう先は実家しかない。いずれ実家にもいたたまれずにこの家に戻ってくるだろう。洋子の中に「手をかけ過ぎ、ほっときなさい」という、家族会のメンバーの言葉が重たく横たわっている。夫が戻ってくれれば、「飲んじゃダメ」「なんで約束を破るのよ！」とかガミガミ言いながらも、夫の世話を焼いてしまう。洗濯や掃除や、酒を浴びるように飲み食事が取れない夫に、白身魚を細かくしたりおかゆを作ってあげて、少しでも食べられるようにと工夫して。入院のときは準備をして。入院中は3日に一度は久里浜に見舞いに行って。

「一緒に暮らすと、面倒を見ちゃうんですよ」。洋子は家族会のメンバーに吐露した。

私には私の人生がある。仕事もほぼフルタイムで働いている。自分の健康保険証も持った。夫がいなくてもぎりぎりやっていける。夫がアルコール依存症の夫婦の離婚は珍しくないのが現実だという。

「旦那さんと離れて暮らすのも、選択肢の一つよ」。それも家族会の人のアドバイスだった。アルコール依存症から回復する見込みがない夫を支える人生は、寂しいではないか。娘は地方の大学に進学し親元を離れた。息子も高校3年生だ。子どもたちもほぼ手が離れた。私も自分の人生を歩むべきではないか。

「私、一度別居してみようと思う」。家族会のメンバーにそんな相談をしたのは、家を出た勇が実家から戻ってすぐの頃だった。酒害に侵された身内を前に、別居を選択する家族は珍しくない。ほどなく家族会のメンバーが、家賃3万円ほどの市営住宅を斡旋《あっせん》してくれた。

「ちょっと、距離を置きたい。そのほうが私たちのためにいいと思うの」
洋子は家に戻った勇にそう切り出した。

「もしかしたら今日帰れないかもしれない」

勇は言う。「妻からそう言われて寂しかったけど、しょうがないですよね。今まで妻にしてきたことを考えれば、そう言われても仕方がない」

妻は家を出た。家には大学生の息子の義男と勇が残った。市営住宅で一人暮らしをはじめた洋子だが、家に残った息子が気にかかる。掃除や洗濯や食事作りや、家のことはほとんどできない夫である。その分、負担は息子に降りかかる。息子が心配だった。よくないと思いつつも、様子をうかがいに3日に上げず家に戻り、掃除や洗濯やご飯作りをしていた。

精神疾患という位置づけで傷病休暇制度の適用を受け、基本給は支給されていたが、会社の手厚いフォローにも限界がある。5回目の入退院のあと、ほどなく基本給の支給は打ち切られて無給となり、基本給の7割程度の公的な傷病手当が支給されている。勇に現金やカードを持たせたら、すぐに酒に変わる。洋子は現金やカードを一切、勇に持たせなかった。当時の暮らしを勇は振り返る。

「一人暮らしをはじめた妻は生活費を息子の義男に渡して、お金は息子が管理したんです。必要なものは息子に言ってお金をもらい、レシートを息子に渡す。いちいち子どもの承諾を得て金をもらうなんて父親としては屈辱でした。でもね、酒が飲みたい。酒代をくれと言っても息子は出してくれない。息子の財布から金をくすねる誘惑にかられましたが、さすがにそれはできなかった。何回かコンビニで酒を万引きしたんです。酒が飲みたくて必死だった。ある日、コンビニの店長に万引きが見つかって……」

店長が警察に連絡し警官が駆け付けて、「警察署に同行してもらいます」と勇に告げる。もしかしたら今夜は帰れないかもしれないと危惧した勇は、「ちょっと息子に言っておかないと」と、警官とともに自宅に戻った。

「もしかしたら今日帰れないかもしれない」「帰れないかもしれないって、どこに行くんだよ」。息子が父親に聞き返す。何もかも情けなかった。今さら言い訳をする気力も失せていた。父は息子にありのままを告げる。コンビニで缶チューハイを万引きして捕まった、これから警察署に行く、ただただ酒が飲みたくてどうしようもなかった、と。

「何やってんだよ!!」

温厚な義男が狂ったように大声を上げ、泣きながら壁にガンガンと何度も頭を打ちつけた。

これまで子どもに手を上げたことも酔いに任せて暴言を浴びせたこともなかった。義男も「お父さん、この前、サッカーの試合を見に来たとき、ちょっとお酒臭かったね」と、軽い調子で告げるぐらいで、父親の飲酒をきつい言葉でとがめたことは一度もなかった。

でも、息子はずっとずっと、アル中の親父のことを我慢していたんだ……

我が子の感情が爆発する様を目にして、これまで押し殺してきた息子の思いが、勇の胸に突き刺さった。

義男だけで受け止めるには余りあると神様が考えたのか。たまたま妻が家を訪れる。妻も事情を知りその場に泣き崩れた。警察署には妻と一緒に行った。事情を聴き取られたが横で妻は夫以上に「申し訳ありません」「すみません」と、何度も頭を下げていた。

勇は言う。「この病気は底をつかないとダメだと、よく言われます。〝底つき〟というのですが、僕にとってこの缶チューハイの万引きは底つきの一つでした」

ほどなく、勇は久里浜医療センターのアルコール病棟に6回目の入院をする。

洋子は言う。「呆れましたね。いくらアルコール依存症だからって、50歳過ぎの男がコンビニでお酒を万引きしますか。ちょっと私には考えられない。正直、もうダメだと思いました。いくらお酒が飲みたいからといって……。コンビニで万引きをするような人と、一緒にいても意味がない」

呆れ果てた母親に、長男は「お母さん、オレ社会人になったら給料が入るしさ、お父さんがいなくてもやっていけるよ」と、味方をしてくれた。地方の大学に進学した長女の正美は客観的で冷静だった。「お母さん、別れなさい」。その言葉に何の躊躇もなかった。

「だけどね……」「だけどね……じゃないのよ。一緒にいても、いいことなんて何もないじゃない。お父さんは何回入院してもお酒が止められないのよ。会社もクビになって、どうしようもなくなる。あんな人と一緒にいてお母さん、自分の人生を捨てる気？」

「だけど……」「だけどって、なんではっきりと決められないのよ？　私も弟も離婚しなさいって言っているのよ」「……」

子どもたちは私に味方をしてくれている……

だが、いざ離婚となると踏み切れない自分がいた。娘の言うとおりこのままいれば、一緒に地獄の底に落ちていくのは目に見えている。いいことなど一つもない。自分の人生をしっかりと見つめなさいという家族会の人たちに諭された言葉もわかる。別居したのも家族会のメンバーの言葉に納得したからだ。

夫への愛情が離婚を踏み止まらせているのか。いや、今も夫への愛情がないではないが、万引きの後始末までさせられた。一緒にいたら、この先確実に奈落の底に沈んでいく。それを思うと多少の愛情などにこだわってはいられない。それならなぜ……

離婚、うーん、だけどねぇ……

洋子は離婚に躊躇する自分に、自問自答していた。

「もうここを頼るしかなかった」

6回目の久里浜医療センターの退院は3年前の1月だった。例によって、退院したその足で京急久里浜駅前のコンビニでストロング系缶チューハイを購入。駅前のベンチに座り、3か月ぶりの酒を堪能すると、しばらく考えにふけった。

いよいよ追い詰められた……

すでに無給となっていたが、会社からは1年間の猶予が与えられていた。この年の10月31日までにアルコール依存症が改善されなければ解雇。人事部からはそう告げられている。酒を断たなければ解雇され、妻とも別れ家族はバラバラになり、一人ぼっちになった自分は四畳半一間で生活保護に頼り早晩、孤独死という多くのアルコール依存症患者がたどる、お決まりの地獄へと落ちていく。

本当に崖っぷちだな……

3か月ぶりの缶チューハイのアルコールが脳に浸みていくのを感じながら、そう思った。

勇は言う。「今の僕にできることはなんだろうと。院内説明会で横浜マックという中間施設のことを知ったんです。八方ふさがりで、もうここを頼るしかなかった」

アルコール依存症は断酒が唯一の治療法であることを、数度の入院で嫌というほど教えられた。だが、前にも触れたように入院患者のうち、断酒を1年以上続けられるのは1割程度と言われている。入院患者の事情は様々だ。体調の回復のため、会社の上司や産業医に指示されて、あるいは迷惑をかけている周囲を納得させるためという人もいる。入院が必ずしも断酒に結びつかないのはよくわかっている。


中間施設の横浜マックは、アルコール等依存症者が社会復帰を目指すリハビリ施設で、公的機関から支援を受けた組織である。横浜マックを利用するには市役所の障害支援課に出向き、障害福祉サービスの利用を申請して、受給者証を交付してもらう。その受給者証をもとに横浜マックが助成金を申請する流れだ。

久里浜医療センターから６回目の退院をした勇は、すぐに支援を仰ぐため、横浜マックを来訪した。施設には週に６日間、通うことができる。期間は最長で２年間、朝９時～午後２時半までプログラムが組まれる。横浜マックのスタッフはほぼ全員、アルコール等依存症から立ち直った人たちだ。医師よりもはるかにアルコール依存症者の気持ちがわかるし、スタッフの言葉には説得力がある。

横浜マックではこれでもかというほど、ミーティングに明け暮れる。その日のテーマに沿って自分の飲酒体験を語り、人の飲酒体験を聞く。相手の話に意見や反論をしてはいけない。断酒会やＡＡで行う話し合いを徹底して繰り返す。

酒飲んで失敗した話をして何になるんだ？

そんな思いをアルコール依存症者の多くは抱く。だが勇にはもうあとがない。横浜マックのミーティングに取り組むしか、立ち直る道はないと自分に言い聞かせている。施設は部屋の隅に事務机が並び、部屋の中央にスペースがある。そこに椅子を並べ、横浜マックに通う十数人が腰かける。ホワイトボードにはその日のテーマが書かれている。「人に迷惑をかけたこと」「人に向かって暴力、暴言を浴びせたこと」「幻聴・幻覚」「子供への迷惑」等々、テーマに沿って、飲酒が引き起こした様々な問題を一人一人が繰り返し言葉にしていく。

勇は解雇までの時期が迫っていた。10月までにアルコール依存症から回復して職場復帰しないと会社はクビだ。離婚すれば家族はバラバラ。子どもたちとも離れる。四畳半一間、一人ぼっち、生活保護、酒浸りの暮らし、最後は孤独死。そんな姿がありありと目に浮かぶ。

今が〝底つき〟だ。アリ地獄に落ちるわけにはいかない——のだが。

シュパッ

退院して横浜マックに通い、禁酒できたのは2週間ほどだ。勇が再び酒を飲みはじめたのは1月の終わりだった。いつものパターンである、酒が飲みたい欲求が頭から離れない。ある日、コンビニの前を通ったときに、吸い寄せられるように店内に入り、ストロング系缶チューハイを手に取っている。若干の躊躇はあってもシュパッと栓を開け、酒を喉に流し込む。アルコールが脳を溶かしていく感覚。

あーいいな……

こうなるともうダメだ。最初は隠れての飲酒。間もなく「あっ、酒臭いよ」と、横浜マックのスタッフに飲酒がばれる。「あのさ、迷惑だから今日は帰ってよ」。施設から追い出される。休止していた頭の中の大量飲酒の回路が、ガチャッと動きはじめている。

酒が飲みたい。待てよ、待て。地獄に落ちたいのか……

勇は我が身に言い聞かせ、飲酒欲求を抑えて、翌日も横浜マックに通った。だが、根性で我慢できるほど、アルコール依存症の飲酒欲求は甘くない。お酒が飲みたい。お酒を飲めば施設でばれる。「毎日アルコールの検査をするからね」。スタッフは勇に告げている。

飲酒の痕跡を消すよう、夜９時以降はお酒を控えたがダメだ。呼気検査をやると、酒を飲んだことがばれる。スタッフは顔をしかめ「今日は帰って」と勇に告げる。そんな日が何回か続くと、徐々に横浜マックからも足が遠のく。スタッフは３日に一度は勇に電話をした。「勇さん、頑張らなきゃダメだよ。待ってるからね」。そんな声掛けに、「今が底つき」「死にたくない」と自分に言い聞かせ、飲酒欲求の爆弾を抱えながら横浜マックに通った。そんなある日、再飲酒がはじまって１か月ほどした2月末だった。横浜マックからの帰り道、コンビニの前で足が止まった。店内に入り缶チューハイを購入。

やれやれ、お疲れさん……

自分にそんな声をかけ、店の前の路肩に座りシュパッと栓を開け、ゴクッとお酒を喉に流し込む。タバコに火をつけスパッと一服。なんとも気分がいい。底つきだとか地獄に落ちるとか、嫌なことは吹き飛び、代わりにお花畑にいるような感覚が蘇ってきた。

やれやれ……

本来の自分に戻ったような気になった。ふと見上げると、

「あっ」

体格のいい坊主頭の男が目の前に立っている。横浜マックのスタッフだった。

「勇さん、やっぱり飲んじゃったのか……。ダメだなぁー、残念だなぁー」

そう声をかけると寂しそうな顔で勇に背を向け、黙って立ち去った。

横浜マックにはもう行けない。オレの人生は終わった——

勇はコンビニの店内に戻ると、缶チューハイを一本買って一気飲みした。このときはそれで止まった。これ以上飲むと本当に地獄行きになる、背筋が寒くなり、躊躇したのである。

帰宅途中に施設の近くのコンビニの前で飲酒しているところをスタッフに目撃され、これで横浜マックからも見放されたと、半分諦めていた翌日、施設長から電話があった。相談したい、明日、来所するようにと告げられる。翌日、スタッフと施設長の2名が対応した。2階の狭い談話室のテーブルを挟んで、40代のいささか髪が後退し、額がテカる施設長は穏やかな口調で、厳しい内容を勇に伝える。

「勇さん、これが最後の機会だと思ってください」と前置きすると、「うちをやめるか、も

う１回医療機関に入院するか、二つに一つを選んでください」。ここをやめたらもう行き着く先は地獄の一丁目だ。勇は即座に再入院を承諾する。久里浜医療センターにはこれで７回目の入院である。今回の入院期間は３週間。入院には、強制的にお酒を断ちリセットすることと、あらためて本人に断酒を自覚させる意味があった。

アルコール病棟からの７回目の退院は、３月末だった。

勇は言う。「本当に崖っぷちにいると思いましたね。10月までに職場に復帰しないと、解雇が待っている。そうなれば確実にのたれ死ぬ……」

リミット

一方、洋子はようやく離婚の決意を固めつつあった。勇と一緒に暮らす息子の義男からも夫の再飲酒を聞かされていた。様子を見に家に帰ったときも、キッチンの隅で夫が隠れてお酒を飲む姿を目撃したが、何も言わなかった。もうこの人はダメだと思った。

洋子は言う。「別居から１年が過ぎていました。あの人が会社をクビになるのは目に見えている。子どもたちは離婚を勧めるし、うじうじと煮え切らない状態で、いつまでいてもしょうがない。私も思い切って自分の人生を踏み出そうと。７回目の入院から戻ったと長男に聞いて、私は家に行ったんです。この家を売ってローンの残りを払って、余ったお金や貯金や退職金や財産はすべて折半にする。彼とお金のことをきちんと話し合おうと。

私は決着をつけるつもりだったんです。そうしたら、あの人の断酒がはじまっていて、『オレは酒を断つ』と。驚きましたよ。『えっ……』って」

妻の洋子は夫の勇のもとに戻った。現在、長女も地方の大学を卒業し、都内の会社に就職して同じ屋根の下で暮らす。今年、就職した長男も一緒だ。

アルコール依存症の人は酒を飲むためなら、平気でウソをつく。これまで〝断酒〟なんて言葉は夫から何回も聞いている。このときだけはいつもと違って聞こえたのだろうか。今度こそ夫が本当に酒を断つと思えたのだろうか。さんざん夫にウソをつかれ、裏切られてきたのだ。夫の言葉を鵜呑みにするとは考えづらい。それを問うと妻は言った。

「でもねぇ……」

解雇のリミットまであと半年だ。この半年で断酒への思いを自分の中で確実なものにして、アルコール依存症から脱却しなければならない。横浜マックに戻ると、これまで身が入らなかった自らの飲酒体験を語り、人の飲酒体験を聞くという作業に、本腰を入れて取り組みはじめる。もうこの方法しかアルコール依存症から脱却する道は残されていなかった。事実、断酒会には同じことを実践し、10年20年、それ以上、断酒を続けているアルコール依存症の人たちがいる。横浜マックのスタッフたちもアルコール依存症だが、全員この方法でお酒を断ち切っている。

勇は自らの飲酒での失敗体験、子どもの運動会での失態、妻への様々なウソ、四ツ谷駅から救急車で運ばれたときのこと、酒を万引きして捕まったこと等々、包み隠さず何回も語った。横浜マックに通う人たちの話にも、真剣に耳を傾けた。どれも身につまされる内容だったが、その中でも印象に残った話を勇は語る。

「アルコール依存症の人の中には幻覚を見る人が多い。40代のガリガリに痩せた男性は、虫と一緒に暮らしていたというんですよ。あるとき、手の甲の毛穴からウジ虫のような白い虫が湧き出して、全身の毛穴から白い虫が湧き出してくるようになって。最初は気持ち悪くて一生懸命に振り払っていたけど、だんだん全身を覆うウジ虫に愛着を持つようになって。ウジ虫は温かくて気持ちいい。振り払うと虫がかわいそうだと、酒を買いに行くとき以外、外に出なくなった。

酒を飲んで、虫に埋もれる暮らしを続けたある日、四畳半一間の部屋で意識がなくなり、連絡が取れずに心配した身内が大家に連絡し、大家が救急車を呼んで。病院のベッドで気づいたときは酒が抜けている。全身を覆っていたウジ虫は消えていた。『オレの大切な虫をどこにやった!?』と叫び、ベッドで大暴れして看護師に押さえつけられたと」

オレは〝群れ〟の中にいる

週に6日、4時間近く飲酒の体験談を語り、人の体験談を聞く、同じ話を何度もする。これを続けていってまず得たのは、自分は孤独ではないという実感だった。久里浜医療センターに入院中も、同病相憐れむという感じの連帯感はあったが、横浜マックで得た感覚はあのときよりもはるかに深い。自分の話に真剣にうなずく人々、人が語る飲酒での失敗体験。勇は依存症という欠陥を内に秘めた〝群れ〟の中にいるという思いを強くする。

スタッフもアルコール依存症だった。自分と同じにおいがする。それは〝群れ〟の中にいる実感を強く抱くことにつながった。〝群れ〟の絆を深めたい。そのために飲酒体験を語り、人の話を聞く。この繰り返しに真剣さが増す。2か月ほどすると、コンビニの前で足を止めることが少なくなっている自分に気づく。アルコール依存症者のお酒に対する執着心は尋常ではない。それが薄れていることが勇にとっては戸惑うほどの驚きだった。

勇は言う。「なんていうかな、朝起きたときから夜寝るまで酒が抜けない、連続飲酒の状態のときは夢と現実の境がわからなくなっていたというか。アルコールが入ればお花畑にいられる。きれいな蝶が舞っている、小鳥のさえずりが聞こえて、お花畑のそばのきれいな湖にザバーンと飛び込めば、絶好調になれる。家のことも会社のことも人間関係のことも全部、『何とかなるよ〜』と思える。酒を飲んで酔ってさえいれば、夢の世界にいられるんです。現実を見なくていい。酔っ払っている状態が日常になると、夢の世界のほうがリアルに思えてくるんです。アルコール依存症の人は夢と現実が逆転している。

ところが自分の飲酒体験の失敗を真剣に語り、人の飲酒体験を集中して聞く。これを繰り返しているうちに、何か脳の中のひだに溜まった〝夢〟をかき出すような感じになっていく。現実に引き戻される。

お前が話したとおりだ、あの人の言ったとおりだ、それが現実だ。よく見てみろ、一家離散の一歩手前で、会社も解雇寸前、身体はボロボロで火葬場の窯の扉は開き、黒服の死神が『どうぞ中へ』と、手招きしているじゃないか。

お前、酒なんか飲んでいる場合か⁉

ある日、自分を叱りつけている、もう一人の自分がいることに気づかされました」

社会復帰のための中間施設、横浜マックのプログラムで、とりあえずアルコール依存症から回復できそうだ。解雇のリミットの10月までには、何とか職場復帰できる状態に戻れる。

しかし現実は厳しい。これまで何回もアルコール依存症で休職を繰り返している、54歳の、これといったキャリアもない勇を引き取る部署は社内にない。「色よい返事はないんですよ」という人事部からの返答に、やっぱり復職は無理かと思うときもあった。だが、出世をして営業本部長のポストにいる同期の友人が、「もう1回頑張ってみようぜ」と、勇のために管轄下の部署にデスクを用意してくれた。アルコール依存症と診断されて約10年。周りの人の手を借り、地獄に落ちる寸前で今、留《とど》まっていられる。

「先のことは考えない」

別れようと決心して、決着をつけるために家に戻ったのに、なぜ、また一緒に暮らすことを決めたのか。「でもねぇ……」と答えた妻、洋子はその先を語ろうとしている。

「子どもたちや家族会の人たちから離婚を勧められるたびに、何か言いたい気持ちは抱いているのだけど、うまく言葉にできなかったんです。もやもやした気持ちをまとめることができずにいた。『酒はもう嫌だ、断酒する』と本人から聞いたとき、ふと気がついたんですよ。

私は何を言いたかったか、ということに。

でもねぇ……

私は家庭を壊したくないんだってね」

これまでの夫のウソ、裏切りは数えきれない。でも今回だけは違うのか。夫の断酒を信用したのか――。妻は言う。

「信用するしないじゃないんですよ。先のことは考えないようにしようということ。不安や心配を考えたら、そのことで頭がいっぱいになってアリ地獄の底にいるような……重たいヨロイを何重にも着けたように、身動きが取れなくなってしまう。

不安や心配って考えれば考えるほど、そのとおりになってしまうものなんです。だから先のことは考えない。それがアルコール依存症の夫と付き合って得た教訓といいますか。今、夫と二人の子どもと一つ屋根の下で暮らしている。できる限りこの家族との生活を続けたい。ダメになったらそのときに、考えればいい。

このままいけば近い将来、娘は結婚する。今、夫は孫に会えるチャンスがあります。子煩悩な人ですから。できればあの人に孫を抱かせてあげたい」

酒を断って3年半、勇の断酒は継続中である。3人の家族と暮らし、仕事に復帰してデスクワークに追われる。一見、健常者のようだが、アルコール依存症に完治はあり得ない。何年断酒しようと、一度でもアルコールを口にすれば頭の中の回路が動き出し、再び連続飲酒に陥る。アルコール依存症を回避するには生涯酒を断つ以外に道はない。勇は言う。

「絶対に酒を飲まないと断言はできませんが、多分飲まないでいられるでしょう。今も週に1回、地元の断酒会の例会に参加しています。月に1回は横浜マックにも行きます。酒を飲んでいた頃は夢と現実の境がわからなくなって、いつもお花畑に囲まれ夢の中にいた。今、例会や横浜マックで、酒を飲んでいたときの体験談を語り、断酒している人の話を聞く。アルコール依存症の〝群れ〟の中に身を置き、語り聞く。

それは、夢と現実の境がウヤムヤになったら地獄落ちだぞ、という思いを新たにしてくれます」

「飲みたい自分」と「飲みたくない自分」――〝群れ〟の中で軸足を踏み固める

NPO法人「横浜マック」スタッフ　内村晋《うちむらすすむ》さん

　全国にはアルコール依存者の社会復帰を支援する組織が存在する。横浜マックもそんな認定NPO法人だ。話を聞いたのは横浜マックのスタッフ、内村晋さんである。内村さんもアルコール依存症の過去があり、16年間断酒を続けている。内村さんは言う。

「病院では主に心と体の治療をします。解毒剤や精神安定剤を投与して、断酒についての教育をする。マックでは次のステップに進む支援をする。アルコール依存者の社会復帰のお手伝いをする施設です」。全国で十数か所あるマックの施設は、アメリカ人神父が50年ほど前、日本に紹介したAA（アルコホーリクス・アノニマス）という飲酒を止めたい人のためのプログラムが基になっている。40年ほど前に開設された横浜マックは、障害者福祉サービスの制度に基づき運営されている。

NPO法人横浜マックへの通所と入所は、区役所の障害福祉を担当する窓口での手続きが必要だ。公的な助成金が支給され、生活保護および非課税世帯の人は無料、通常は一割負担。収入のある人は追加の費用を負担する。通所は最長で2年間、月曜日から土曜日まで施設に通うことができ、午前9時半から午後2時30分まで、卓球等のレクリエーションも織り交ぜながら、通所者はスタッフとともにミーティングを中心としたプログラムに取り組む。

ミーティングは断酒会やAAの例会と同じで、自分の飲酒体験を話し、相手の飲酒の体験を聞く、これを徹底的に行う。内村さんは言う。

「僕もアルコール依存症で、久里浜医療センターに2回入院した経験があるんですが、『退院した人がボロボロになって戻ってくる。回転ドアのようでむなしい気持ちになるときがある』という、アルコール依存症病棟の看護師さんの言葉が忘れられません。アルコール依存症の人は、メリーゴーラウンドに乗っているようなものです。断酒を決意しても何か嫌なことがあると、またお酒を飲んでしまう。同じところをぐるぐる回ってるだけで、他の術を知らない。そういう脳になってしまっている。

ウソをついて会社を休み、ウソをついてお金を借りお酒を飲んだり。ウソが雪だるま式に膨らんで周りの人は遠ざかり、中には家族も失い、一人ぼっちの人も多い。現実を見たくないからまたお酒を飲む」

横浜マックには、そんな状態に置かれたアルコール依存者が目立つ。だが、自分なりに〝底つき〟を意識して、何とかしたいと断酒を決意し、社会復帰を目指す人たちである。

ちなみに内村さんもだが、数名いるスタッフのほとんどは、元アルコール依存者で、10年以上断酒を続けている。自分と同じ境遇だったスタッフの言葉は、医療関係者の声掛けとは違い重みがあるし、共感が持てる。

アルコール依存症は人間性が壊れる病気だ。まず、心を治さなければならない。通所者の話を毎日聞いて、自分のことをポツリポツリと話し続ける中で、みんなお酒に関して同じような失敗をやらかしてきたという現実に直面する。そんな実感を通して通所者との共感が芽生え、喪失した人間性の回復というリハビリにつながっていく。

内村さんは言う。「そのうち『風が気持ちいい』とか『今日の青空は気分がいい』とか、『あの花はきれいだ』とか、言葉にするようになります。それはお酒のない穏やかな日常を繰り返す中で、壊れていた人間らしさが回復している証しです。ミーティングでは同じ話の繰り返しになっても、その内容はどんどん深くなっていく。

〝両価性〟といって、マックに集まるアルコール依存者の心の中には、二種類のまったく違う自分がいる。一方は『お酒を飲みたい自分』で、もう一方は『お酒を飲みたくない自分』。僕も未だにこの二つを自分の中に感じています」

まったく異なる二種類の自分。『飲みたい自分』と『飲みたくない自分』とは何か。そして、アルコール依存症者の回復の過程とは、具体的にどのようなものなのか。内村さんは自らの体験から、解説してくれる。

「僕は18歳から飲みはじめて、20歳のときに依存症と診断され、久里浜医療センターに入院しました。29歳まで断酒が続いたのですが、当時、僕はシステムエンジニアの仕事をしていて、やりがいを感じていたけど猛烈に忙しかった。深夜帰宅が続き、酒を飲んだら熟睡できるだろうと、一杯飲んだのがきっかけで、すぐに連続飲酒に陥っていました。

明け方まで飲んでも這いずるように出社していましたが、それも厳しくなって。休職したのですが飲酒は止まらず、会社に近いウィークリーマンションを自費で借りて。無断欠勤は会社に迷惑をかけるし、解雇の理由になります。『気分が悪いので午前中は休ませてください』とか、いろんなウソをついて、必ず会社に電話をしていたんです。ところがあるとき、朝まで飲んでいて、電話をしないといけないと思いつつ、意識を失ってしまった。気が付いたら夕方の４時で、『やっちまった、やべぇ……』とあわてて携帯を確認したら、何の着信もなかった。『あー、会社はオレを必要としてないんだ……』。そう思ったとき、自分の中で何かがポキッと折れました」

会社を辞めて実家に戻り、久里浜医療センターに再入院したが、飲酒は止まらない。ある日のことだ。内村さんは言う。

「実家で閉じこもって酒を飲んでいると、母が包丁を手に持って部屋に入ってきて、『あんたを殺して私も死ぬ！』と。僕は『刺せるもんなら、刺してみろよ！』と、手に持った酒をラッパ飲みして見せた。母は泣きながら部屋を出て行きましたが、当時は『オレが苦しんでいるのに、包丁を持ち出すなんてひどいじゃないか』としか、思いませんでした。

母は断酒会の家族会に通い、『息子を手放せ、このままだと共倒れになる』と、アドバイスされたのだと思います。最終的に僕は実家を追い出されて。小さなアパートに移って貯金を食いつぶし生活保護を申請して。それでもお酒が止まらない。

『このまま飲み続けたら死ぬな……』。お酒が止まらず、死が迫っていると感じました。『30代前半でまだ死にたくない……』。死を実感したときが、〝底つき〟だった気がします。

お酒をやめる人たちと出会い、その人たちの〝群れ〟の中に身を置きたかった」

内村さんの〝群れ〟という言葉には、死なずに生きるための集団という凄みを感じる。内村さんは自助グループのＡＡにつながり、〝群れ〟の中にいる時間を増やすことで飲酒が止まった。内村さんの話は続く。

「お酒を止めたい人の〝群れ〟の中にいると安心感があった。徐々に人間関係も築けて、同じ問題を抱えるもの同士ですから、人には言えないドロドロした話も聞いてくれます。

母親に包丁を突き付けられた話もしました。最初は苦しんでいる息子に包丁を突き付けるなんてひどいじゃないかと、自分のことしか考えられなかったけど。何度もその話をしている中で、ちょっとずつあのときの母の気持ちがわかってきた。

当時、母は息子がお酒で壊れていくのをジッと堪えていて。でも堪えきれなくなって、何とかしようと包丁を取り出して。母は我が子のお酒が止まってくれればと必死だったに違いない。泣きながら部屋から出て行った母親の気持ちを察すると、どれだけ傷つけてしまったか。ミーティングで体験談を繰り返す中で、そのことに気づき語れるようになって。

もう、母親をそこまで追い込みたくない。お酒で仕事への信頼を失い、心が折れる苦しみを味わうのは嫌だ。断酒の〝群れ〟の中にいると、自分への戒《いまし》めを見返すことができる。

『飲みたくない自分』に体重がかかった軸足を、さらに強く踏みしめることができるんです」

復帰後は事務の仕事に就いた。10年ほど前に知人から横浜マックの話をもらった。

軸足を置く「飲みたくない自分」。それをさらに強く踏みしめるには、お酒で迷惑をかけた人の気持ちをおもんぱかること。そしてもう一つの大きな要素を内村さんは語る。

「なぜ、心や体や家庭や周りを壊すまで、飲まざるを得なかったのかということです。何かの理由があるはずで、わかりやすい例ではDVとか親の離婚とか、依存症者は幼少期に心に深い傷を負った人が目立ちます。自分で自分の心の傷を癒すため、お酒は都合のいい痛み止めだったのではないか。どこでも手に入るお酒は手っ取り早いし、自分の好きなタイミングで使えます。

自分の中の生きづらさを見つめ、ミーティングでそれを言葉にして自分の中で整理をする。自分が壊れるほど飲酒をする根本の原因を、自分で理解できていれば、社会復帰してストレスで苦しくなったとき、お酒を飲むことを思いとどまらせる大きな力になります」

近年、若い人のアルコール依存症者が増えていると内村さんは言う。「5〜6年前、研修を受けたとき、アルコール依存者の平均寿命は52歳と聞きました。近年はアルコール依存者が医療につながる仕組みの充実や、医療自体も進歩して、お酒で身体を壊して亡くなる人は減少傾向ですが。替わって増えているのが事故や自死です。

アルコール依存の原因は様々ですが、今はストロング系缶チューハイという、手っ取り早いお酒がありまして。この施設に来る90%ほどの人がこのお酒を飲んでいます。ストロング系はお酒が美味しいとかではない。ジュースのように口当たりがよくて安くて、手っ取り早く酔っぱらうためのお酒です。ワンカップの日本酒よりも、ストロング系缶チューハイなら若い女性も、手に取りやすい」

内村さんは今も月に何回か、自助グループの例会に出席している。彼は言う。

「断酒をして16年になりますが、自分の中の〝両価性〟は未だに消えません。『飲みたい自分』は完全にはなくならない。お酒は人の孤独が大好きです。多分、『飲みたい自分』の方は、僕を一人にさせようとしているのだと思う。だから、定期的に断酒の〝群れ〟の中に身を置く。常に『飲みたくない自分』の軸足を踏み固める」

横浜マックを退所して社会に復帰し、禁酒を続けている顔見知りも自助グループの例会で出会う。施設にいたときはスタッフと入所者の関係だが、自助グループでは同じ〝群れ〟の仲間だ。かつての通所者と対等な立場で話ができることが、嬉しいと彼は言う。

最後に内村さんは、断酒の極意を語った。

「断酒を決意するには〝底つき〟が必要だとよく言われます。〝底〟は人によって異なりますが、これ以上飲んだら死ぬ、本当にダメになる、ここが底だ、と信じたら、まず底に手をつく。そして脱出するぞと、立ち上がる試みを繰り返すのです」

アルコール依存症は前を見るのが難しい病だ。だから、手をつき立ち上がる自分の姿を繰り返しイメージしてほしい――

それは断酒中のアルコール依存症者から、お酒に問題を抱える人たちへのエールでもあるのだ。

第5話

「死ぬまでワンパターンの人生が馬鹿らしくなって」

——だから、お酒をやめました。

お酒の森――。男は脇道に踏み込んだことを誰にも悟られたくなかった。男は握りしめたお酒をあおりながら、据わった目で前方をにらみ、脇目もふらずひたすら細い道を歩いている。進むことに集中しすぎて、自分が道に迷っていることさえ、よくわかっていないようなのだ。

なぜそんなに先を急ぐのか。理由は自分でもよくわからない。しいて言えば脇目もふらず、一生懸命にやるのがこの男の性にあっているのかもしれない。男は一心不乱に前に向かって歩く。

とそのとき、男の体が宙に浮いた。道が突然途切れていたのだ。いきなり道は消え、断崖絶壁になっているではないか。男の体は宙に浮き、真っさかさまに奈落の底に落ちそうになる。と、その瞬間だった。伸ばした男の手が何かをつかんだ。運のいいことに、崖っぷちに立っていた一本の木をつかんでいたのだ。奈落の底に落ちる寸前で九死に一生を得た。実にラッキーである。

木に片手を掛けてぶら下がり、宙ぶらりんの状態で、男は何十年間も過ごす。不思議と木を握っている腕が、疲労することも痛みを感じることもない。けっこう楽ちんなのである。だが最近、この木が滑りやすくなってきた。握っている手を離したら崖から転落し地獄の底に一直線だ。

困った……

恐怖より困惑が脳裏に広がる。長年頼っていた木が、なぜ自分を拒むかのように滑りやすくなったのか。すると、木がつぶやいた。

「いつまでぶら下がっているんだ？　面白いかい？」

男は戸惑う。なぜといって、これまで宙ぶらりんになっていることが、面白いかどうかなんて、考えたこともなかったからである。

男はふと我に返った。「長年、木にぶら下がっているオレは、いったい何をしているんだ？」と思い、男は自分がイヤになってきた。

よじ登って這い上がり、大地に両足を付けばいいだけのことじゃないか。

男は木を握り締めた手に力を込めた。

宙ぶらりんの状態にケリをつけたい――

善本正治《よしもとまさはる》（69歳）――。中肉中背、二重まぶたで鼻筋が通った浅黒い顔は、7年ほど前にはじめたサーフィンのせいだろう。白のコットンパンツにアロハ風のボタンダウンのシャツ。若作りではあるがそんな服装が板についているのは、スニーカーショップのオーナーという職業柄だろうか。東京下町の商店街の中の本店と、近隣の駅前。2店舗のオーナーで10人ほどの従業員がいる。

正治の断酒歴は本人曰く8年になるという。60歳を過ぎてから断酒をはじめた。働き盛りの人間が断酒をするのはうなずけるが、彼は還暦を過ぎてから断酒を決断した。失礼ながら残りの人生は見えている。なぜ、好きなお酒を断ったのだろうか。

本店に近い、晩ご飯の買い物客でにぎわう商店街の喫茶店で、ちょっと斜に構えた正治は最初の飲酒体験から語る。

「高校2年でしたね。その夜は六本木のディスコに遊びに行こうと、浅草の友だちの家に集まって。『一杯ひっかけていこう』と、友だちに誘われて焼き鳥屋の暖簾《のれん》をくぐって。僕は私立高校に通っていたからでしょうか、当時の高校生は酒とたばこをやらないとガキ扱いされましたからね。酒を飲むのは初めてなんて顔はできない。かっこつけて燗酒をお猪口で2

杯キュッとあおったんですよ。そしたら顔がパッと赤くなって血が頭に回って、のぼせるような感じになって、立っていられなくなっちゃったんです」

後年、正治は酒を肝臓で分解するアセトアルデヒド脱水酵素が少ない、お酒に弱い体質であることを知る。確かに父親は甘党でほとんど酒を口にしないし、家系に酒のみは一人もいない。だが、高校３年のときの正治は週末、仲間と本木《ポンギ》に繰り出し、セブンスターをくゆらせ、ハイボールを口にするようになっていた。私学の友だちは商店主の子弟が多く、金回りがいい。正治の父親も今の本店のある商店街で、舶来の革製品を扱う店を営んでいた。

革のバッグや紳士用の革靴、婦人用のハイヒールが売れ筋商品だった。１９７０年代前半、店は繁盛していた。小遣いも潤沢だったし店でのアルバイト代もよかった。高級品を羽振りよく購入すると、「坊や、取っときな」と、正治につり銭の札を手渡す客も珍しくなかった。学生時代の店でのアルバイトの経験も、将来は店を継ぐという思いを強くした。

付属の高校からエスカレータで大学の商学部に進学。遊びに麻雀が増えたが、当時は「あいつ、しょっちゅう酒飲んでいるね」と、仲間内から言われるようになっていた。大学を卒業すると家業を継ぐため、父親の有限会社に入社して、店に立ち接客の仕事に就いた。

「お酒が入ると目が据わってほとんどしゃべらない」

妻の芳子《よしこ》と知り合ったのはその頃だった。大学のサーフィン部の友だちに誘われ、顔を出したコンパの席で芳子と出会った。大きな二重の瞳に鼻筋の通った顔立ち、長い髪に小麦色の肌の芳子はハワイが好きで、サーフィンが趣味、そんな彼女の職業はA航空会社の客室乗務員、CAだった。芳子は育った環境を語る。

「旧帝大出の父は大手飲料メーカーの役員、母は有名女子大卒という高学歴家庭で、厳しかったんですよ。高校時代の門限は午後4時、もちろん男の子と付き合うなんてご法度でした。私はそんな家が嫌いで早く出たかった。どうせ出るなら世界に飛び出したいと思って。高校3年のときに航空会社のCAの試験を受験して合格して。両親の反対を押し切って国際線のCAになったわけです」

1980年代前半、海外旅行が珍しかった時代に、芳子はCAとして世界中を旅し、たまたまハワイでサーフィンを通して知り合った仲間との飲み会で正治と出会った。商店主の息子の正治のどこに惹かれたのか。芳子は言葉を続ける。

「私は浮気をする男が大嫌いなんです。CAで搭乗していると、お医者さんの世界会議とかに参加するファーストクラスのお客さんの中には、銀座のホステスさんと一緒みたいな人が多くて、嫌悪感を抱いていました。祖父はお妾《めかけ》さんが何人もいて、家にあまり帰ってこなかった、祖母が悲しむ姿を見て育ったと、母から聞かされていたこともあって、浮気をする人は絶対にダメだと。

その点、正治さんは――マサちゃんと呼んでいるんですが――『オレはほかの女に興味がない』と、付き合いはじめた当時から、当たり前という感じでそう言っていました。まずそこに惹かれましたね」

厳しい家に育った芳子は、和気あいあいとした家庭を築きたかった。正治とならそんな夢がかなうと思った。だが一抹の不安もあった。芳子は言う。「マサちゃんのアルコール依存症は、付き合った頃からだったのかもしれない。シラフのときは面白い人なんですよ。『農家の人と農家の人が農道で鉢合わせしてノウカよろしく』とか、昭和ギャグで周りを笑わせたりして。ところが、お酒が入ると目が据わってほとんどしゃべらない。言葉遣いも乱暴になって、私を『おまえ！』とか、『てめー』とか言う」

芳子も黙っている性格ではない。「『おまえ』って誰ですか」「『てめー』って誰のこと⁉」とか言い返す。酒を飲んで話がもつれると「オレは帰る」と正治は言い出し、一人で店から出て行ってしまう。そうなると芳子には、「彼を怒らせたのは、私が悪いんじゃないかしら……」と、そんな思いがこみ上げてきて、店を出て行った正治を追いかけ、「私が悪かったから、機嫌を直してよ」という話になる。

娘から結婚を前提にお付き合いをしている人がいると聞かされ、芳子の両親は興信所を使い、善本の家を調べ、商店主と我が家では家柄が違い過ぎると大反対した。だが、一度決めたらテコでも意志を変えない娘の性格はよくわかっている。

一度会ってみるかと、芳子の父親は行きつけの新橋の料亭に正治を呼んだ。「まあ、飲め」と父親が正治のぐい飲みに次々と酌をしたのは、酔わせて正治の本性を見極めるつもりだったのか。もともと酒が強いほうではない正治はかなり酩酊した。そんなとき、「オレは血が出る思いをして芳子を育てたんだ」という父親の言葉に、正治が反応した。

バーン!!

正治は目の前に置かれた伊万里焼きの器をその場で叩き割り、破片をつかむと自分の右の手首に当て、「オレが血を流せば結婚を許してくれるんですか」と、据わった目で父親を見据えた。父親は即座に「車を呼べ、帰るぞ!!」と、仲居に聞こえるような大声を張り上げた。

このときも芳子は「こんなに飲ませるパパが悪い!」と、正治をかばった。「パパ、一人で帰って！　私はこの人を家まで送ります！」と、酩酊した正治を抱きかかえるようにして店を出て、タクシーに乗せると家まで送った。

「あの男はアル中で酒乱だ。あんな男と一緒になったら苦労するぞ、結婚は止めておきなさい」。父親は娘に諭した。だが、父親の言葉はかえって芳子の正治への想いを募らせた。

私がマサちゃんを支えてあげなくちゃ、私がそばにいれば、あの人は必ず頑張ってくれる。正治が弱い姿を見せれば見せるほど、何とかしてあげたいという思いが芳子の中にこみあげてきた。正治からすれば、パートナーの芳子にいつもかばってもらえる。そんな関係が延々と続くことになるのだが……。ＣＡの仕事で成田空港に到着して、正治の白いスカイラインに飛び乗り、駆け落ち同然で一緒になったのは、正治が25歳、芳子が24歳のときだった。

親に逆らったことがなかった

芳子は言う。「マサちゃんは両親のことを『お父様、お母様』と呼んでいたんです。付き合っていたころ、帰宅が遅くなるときは家に電話を入れ、『あっ、お母様ですか。申し訳ありません。今夜は帰宅が遅くなります』と、報告をしていたんですよ」

「お父様、お母様」の敬称が、両親と正治との間柄を物語る。一子相伝という言葉があるが、長男の正治が店をはじめ財産を継ぐ。その代わり長男が最後まで親の世話をする。長男なのだから、家を継ぐ、親を尊敬する、親の面倒をみることは当たり前だ。そんな育てられ方をされた正治は、親に逆らったことがなかった。卒業してすぐに家業を継いだ正治は世間を知らない。成人してからも親に頭が上がらない。

商店主の両親は目先の利に聡い。金が貯まると、土地や古いアパートを購入し大半を正治名義にしていた。小金持ちであること、その財産のほとんどは、長男の正治名義であることを常に言って聞かせた。それも、両親への服従の思いを正治に植え付けたのだろう。

だが、嫁の芳子は正治が抱いているような思いは微塵もない。「カラスが白いと言われたら、『はい白です』と応えるのがうちの家風なんですよ」。結婚当初、義母の早苗《さなえ》に言われた。芳子は即座に反論した。「お義母さん、それは違います。『カラスは黒いです』とはっきり言わないといけません。ウソをつくと後々面倒なことになりますよ」と、言い返した。早苗は驚いたような顔を嫁に向け、「うちの嫁は外人さんのようだ」と、チクリと言葉を返した。

義父の勝次《かつじ》も芳子のはっきりものを言う性格には手を焼いた。結婚当初は自分がこの家の家風を嫁に仕込んでやるという思いを抱いていたようだ。だが義父は輸入品を扱う店を経営する商売人である。英語ができる芳子は、商売を広げることに役立つかもしれないという考える、抱いていたに違いない。

「アルコールは薬物だからね」

　スニーカーに目を付けたのは正治だった。国際線のＣＡだった新妻の芳子が、日本では見慣れない海外で購入したスニーカーを履いている。「これカッコいいな、どこで買ったんだ」「ニューバランスのスニーカーよ」「これもいいな、日本にはない」「ナイキの最新作」

　芳子との会話は盛り上がっていく。「これからの時代、舶来の革製品だけじゃダメだと思うんだ。革靴やハイヒールよりもこれからはスニーカーだよ。オレはスニーカーを売りたい」。正治の目の付けどころに芳子は大きくうなずく。「本格的にスニーカーを売るんならまず、外国を観なくちゃ」。ＣＡだった芳子の伝手で、飛行機代は格安、一流ホテルは50％オフで利用できた。新婚旅行を兼ねて二人は欧米を1か月ほど旅行する。

　初めての海外旅行で、正治はアルコールのことにも気づかされている。彼は言う。「ニューヨークに到着してホテルに入って。ホテルの近くのレストランでサンドイッチとビールを注文したんですよ。そしたらウェイトレスにＩＤカードを見せろと言われて。たかがビールを飲むのに、何で身分証明書としてパスポートを見せなきゃいけないんだと横の女房に聞いたら、『あんたは若く見られたのよ。アメリカでは未成年にお酒を提供すると厳罰に処される。アルコールは薬物だからね』と教えられて。日本では水と同じように買えるけど、海外でアルコールは薬物として、厳しく扱われているとはじめて自覚しました」

商店街の中にある革製品を取り扱う父親の店の一角に、スニーカーを扱うコーナーを開設した。履き心地を試してもらえるように店舗の床の一部を人工芝に替えたり、ディスプレイは商売センスのある芳子が手掛けた。コンバースやナイキ、ニューバランスやアシックス等、売れ筋の商品を厳選して、棚の目立つところに展示した。ところが昼食をすませて店に戻ると、棚のディスプレイが全部入れ替わっている。義父の勝次の仕業だ。

「店のことは正治に任せた」と言うが、勝次は朝から晩まで店にいる。「お義父さん、いまどきタバコを吸える店なんかありませんよ」。芳子のそんな意見に、「外から来たあんたに言われたくない」と、義父はぶぜんとした表情でそっぽを向く。一事が万事その調子で、勝次は何でも自分で仕切りたがった。

「ねえ、マサちゃんからもお義父さんに意見してよ」と芳子が言っても、夫は曖昧な返事をするばかりで、両親にはっきりしたことを言えない。芳子は言う。

「マサちゃんは優しい。でも、その優しさは優柔不断と一体なんです」。正治としては妻の言うこともわかる。でも親にははっきりものを言うのははばかれる。妻と両親に挟まれて、ストレスのはけ口はお酒に向かう。正治は言う。「結婚当時、カミさんと地元の居酒屋で飲むと、同じ量を飲んでもカミさんのほうが強くて、僕が先に酔っぱらっていた」

芳子よりお酒に弱いと自認する正治だが、アルコールが入ると目が据わり、言葉が乱暴になる。気に入らないことがあると「うるせえんだよ!」と、怒鳴り散らす。酒が入ったときの正治の癖は知っているが、芳子も黙ってはいられない。「うるせえって誰に言っているの!?」「だからうるせえんだよ、何でお前はオレを怒らせるんだ? 全部お前のせいだぞ!」

こうなるともう何を言ってもダメだ。夫とは二度と酒を飲みたくないと思っていた矢先、芳子は身ごもった。25歳のときだった。「子どもに何かあったら大変だ。芳子さん、仕事を辞めなさい」。子どもができたと報告すると、勝次からそう言われた。CAの仕事は好きだったし、収入もよかった。「お義父さん、私、60歳まで今の仕事を続けたら、生涯年収は3億円以上ですよ」。芳子は胸にしまっておける性格ではない。心情を言葉にするといささかトゲのあるものになってしまう。

このときは義父に従い、芳子はCAを辞め、それから以降はスニーカーの商売を手伝う。

長男の栄一《えいいち》が生まれて2年後には、長女の紀子《のりこ》が誕生する。

唯一の息抜き

当時を振り返り夫婦は「とにかく忙しかった」と、口をそろえる。幼い子二人を抱え育児に保育園の送り迎え。舅、姑の世話、土日も店に立って接客。芳子は言う。「あの頃、円形脱毛症で十円玉くらいのハゲが、頭に何個もできましたよ。子どもの前で泣くわけにはいかないから、お風呂の中でシャワーを浴びながら泣き叫んだこともありました」

芳子は商才に長けている。円高が進んだときは並行輸入を試みた。外国製のスニーカーの人気が定着すると、市場調査に力を入れる。正治と手分けをして同業他社の店舗に足しげく通い、売れ筋の高級なスニーカーの値付けを細かくチェックし、他店よりも0・5〜1割の値引きをして価格を設定した。長男が4歳のときには家に近い、特急の停車駅の立地のいい場所に2号店を出店。2号店は芳子が切り盛りした。インターネットが普及すると、いち早くネット販売にも力を入れた。

夏はアロハ風のシャツにジーンズ姿で店に立つ正治は、一見遊び人ふうだが、マジメで頑固さを内に秘めている。正治は言う。「『スニーカーも順調だ、そろそろお前に店を任せるぞ』と親父に言われて。もっと売り上げを伸ばしたい、商売を大きくしたいという思いがものすごく強かったから」。店は元日に休むだけで、年中無休。午前10時の開店から、夜９時の閉店まで店に立って接客。唯一の息抜きがお酒だった。

正治は店を閉めると近所の焼き鳥屋に直行し一人酒をはじめるが、酒癖の悪さは自覚している。地元でトラブルを起こすわけにはいかないので、日本酒を４合ほどで手じまいして帰宅。仕事に子育て、家事もこなして疲れ果てた芳子はすでに就寝している。帰宅後は紙パックに入った一升の焼酎を半分ほど飲み干し、夜中２時過ぎに酩酊して寝落ちする。こんな日常が何年も続いた。

「飲み過ぎじゃないの？」「ふつうの人は３日に一度ぐらいはお酒を飲まない日を作るんじゃない？」芳子はそんな言葉を繰り返した。

もともとアルコールに弱い体質だからなのか。二日酔いの辛さは尋常でない。ある日、商店街の祭りのときだ。朝、神輿《みこし》の準備をしていると、「マサさん、景気づけにお神酒《みき》をいっぱい」と、顔馴染みからコップに並々と注がれた日本酒を勧められ、グッとやった。

あれ……

酒を飲んだら、二日酔いの頭痛も吐き気もきれいに消えて、気分爽快になるではないか。

こりゃいい。

正治は朝から飲む迎え酒を覚えた。ところが、お酒が入って調子がよくなるのは短い時間で、血中のアルコール濃度が薄まれば、二日酔いの辛さの上に、気持ちの落ち込みも背負わされる。そこで、商店街にある酒屋の自動販売機でワンカップの酒を買い込み、その場でキュッと一気飲みして〝正常〟な状態に戻す。お酒が薬のようになっていった。正治は昼夜を問わない連続飲酒の状態に陥っていく。

「自分で言うのもヘンだけどさ、オレ、アル中かもしれない」

芳子は正治の酒量が増えた原因が、仕事の忙しさばかりではないと察している。舅の勝次や姑の早苗とは、売り言葉に買い言葉のように、チクリと刺す会話が日々続いていた。ある日、「そういえばお義父さん、白い家はいつ建ててくださるんですか?」と、芳子は勝次に切り出した。芳子の両親と勝次が初対面した席で、正治との結婚に渋い顔をする芳子の父親に、舅は見栄を張ったのだろう。「お嬢さんのために白い家を建てます」と、公言したことを芳子は問うたのだ。

長年、善本の一家は店の2階を住まいにしていた。所帯を持って芳子と正治は、店に近い賃貸マンションを借りていたが、子どもが二人生まれて手狭になっていた。

言質《げんち》を取られたことを嫁に念押しされ、舅は嫌だといえない。購入してあった店から徒歩10分ほどの50坪の土地に、４ＬＤＫの「白亜の邸宅」が完成したのは、長男が小学校に入学した年だった。資産をため込んでいるが、店の２階の古い家に住んでいる義父や義母にとって、家だけで１億円近い豪邸は、清水の舞台から飛び降りるほど高額な出費だった。

義母は自分の家でもあるかのように、合鍵を使って白亜の邸宅に自由に出入りする。自分の城に姑が勝手に出入りすることが我慢できなかった芳子は、玄関のカギを取り替えて姑を家に入れなくさせたり。水面下では嫁と姑のさや当てはあったが、「長男の正治には破格の贅沢をさせている」という思いが、舅と姑にはあった。

「お父様」「お母様」がコツコツと貯めたお金で、贅沢をさせてもらっている、ありがたい。正治もそんな思いを抱いている。一方、忙しさが増せば増すほど、舅、姑との関係にストレスを感じる芳子は何かあるたびに、「マサちゃん、お義父さん、お義母さんにちゃんと意見してちょうだい！」と、強く夫に迫る。親と妻の間に挟まれた正治のストレスの持って行き場はお酒しかない。

芳子は言う。「飲み方がおかしいと気づいていました。飲むペースが速い。大きなコップでウイスキーのハイボールを作っても、水みたいに一気に飲み干してしまう。私は支店を任されていましたから、昼間もお酒を飲んでいるなんて気づかなかった。あるとき、近所の八百屋のご主人から、『マサのやつ、酒屋でワンカップをまとめ買いして、店の隅で飲んでいるよ』と聞かされて。まさか……と思ったんですけど」

正治は言う。「朝、開店前にワンカップを一気飲みして、2時間おきぐらいにワンカップをキュッと。どんどん酒量が増えていって。接客でも同じことを何度も繰り返したり、話の辻褄が合わない。『マスターおかしいよ』『酒臭い』と、お客が顔をしかめるようになって。自分でもこれはまずいと」

芳子は言う。「あの人、手が震えて字が書けなかったんですよ」

「オレここのところさ、ちょっとヤバいと思っているんだ。自分で言うのもヘンだけどさ、オレ、アル中かもしれない」。正治が芳子にそう吐露したのは、彼が34歳のときだった。「アル中」と告げられた芳子は、お酒の飲み過ぎだ、お酒を控えればすぐに元に戻ると、そんな考えでいた。アルコール依存症が〝深刻な病〟であるとは、想像もできなかったのである。

「アル中が治ったら、また一緒に酒を飲めるな」

正治は芳子とともに総合病院で診察を受けると、肝臓の機能を表すγＧＴＰの数値が７００を超えている。即刻入院となり正治は高校生以来、はじめて禁酒をした。点滴による薬剤投与で、手の震え等の離脱症状は１週間程度で収まった。それを見計らい、主治医は本人と妻、正治の両親を診察室に呼び、「患者さんの病名はアルコール依存症です」と告げる。

病気と告げられショックを受けた。「あんたが酒を飲むから正治もつられて飲んで、病気になったんだ」。主治医からの説明を受けた後、芳子を責めたのは舅の勝次だった。「お義父さんの育て方が悪かったんじゃないですか？」芳子はそう言い返そうとしたが、さすがに言葉を控えた。

１か月ほどの入院生活を経て、禁酒を続けた正治はすっかり元の体調を取り戻していた。γＧＴＰの数値も下がった。お酒を飲みたいという欲求も湧かない。

やれやれ、病気は治った。

正治も芳子もそう思っていた。だから、退院時に主治医に「今後のことを考えると、アルコール依存症の専門病院に再入院して治療することを勧めます」と告げられたときは、夫婦ともにショックだった。

アドバイスに従い、紹介されたアルコール専門病棟がある精神科に来訪し診察を受けると、即座にアルコール依存症と診断され、3か月間の入院を勧められた。舅は「精神科に入院するなんて反対だ」と声を荒げた。他人からの同情を得たい姑は、気心の知れた地元商店街の店主やそのつれ合いに、「嫁のせいで息子がアル中になった」と、涙ながらに愚痴をこぼしたので、正治のアルコール依存症は商店街で知れ渡ることとなった。

夫婦は話し合った。「よくなったと思ったのに……、3か月か、長いな」「私は入院した方がいいと思うよ」「3か月も入院するんだから、オレのアルコール依存症も完璧に治るよな」「この際、徹底的に治そう」「おまえとまた、焼き鳥屋で酒を飲めるな、楽しみだな」

正治と酒を飲んで楽しかった思い出がない芳子は、また一緒に酒を飲めるなという正治の言葉に曖昧にうなずいた。

アルコール依存症に完治はあり得ない。この病気から脱出する道は、生涯酒を口にしないこと、それしかない。入院してすぐに、夫婦は主治医からそう諭されている。3か月間の入院生活はとどのつまり、生涯断酒を続けるための準備期間に他ならない。断酒会に参加したり、手を替え品を替え、病院が用意したプログラムに沿って他の入院患者とともに日々、レクチャーを受けた。退院のときには、アルコールは正治の体内から完全に抜けている。オレはアルコール依存症を克服した。もう「アル中」とは言わせない。

正治はそんな自負を抱いていた。事実、それから２年ほどは、まったく酒を口にしなかったのだ。そしてある日のこと、夫婦は何気ない会話を交わす。

「なんか食事のときに、アクセントがあったほうがいいな」「そうね、ご飯だけじゃね」「もう２年も飲んでないんだから、ビール一杯くらいならいいだろう」「大丈夫？」「もう前のような飲み方には絶対に戻らないよ。久しぶりにビールで乾杯しようじゃないか」

正治は気軽に、冷蔵庫の奥に１本だけ残っていた瓶ビールを取り出し、栓を抜いて自分と芳子のコップに注ぎ「カンパイ」、グラスを合わせ音を立て口を付けた。

苦いな……

それが２年ぶりのアルコールの印象だったが、翌日もちょっと飲みたくなった。コップ一杯のビールが翌々日には２杯になった。「大丈夫なの？」いぶかしがる芳子に、「そんなに心配するなら、ルールを決めよう。１週間に２日、缶ビールを１本だけ」

そんな約束は半月ももたない。いつの間にか焼酎のボトルを買い込んでいる。「どうしてウソつくのよ！」「ボトルで買うのがよくないな。ボトルで買わないようにするよ」

最初のビール一杯が、1か月後には前と変わらぬ酒量に戻り、飲むスピードも日増しに速くなっていった。

酒瓶の隠し場所は息子のダウンジャケットのポケット

「アルコール依存症は脳の病気。依存を司る脳の部位は、断酒中は休止しているが、再飲酒をすると再び動きだす」。入院中に医師に説明された通りのことが起こった。正治が以前のように、昼間からカップ酒をあおる生活に陥り、にっちもさっちもいかなくなるのが芳子は怖かった。だから再び始まった深酒に、芳子は持ち前の気の強さで正治を叱責し続けた。

家で大っぴらに飲むことは芳子の手前できない。近所の居酒屋や焼き鳥屋で飲んでも、顔見知りに見つかったら、正治のアルコール依存症を知っている人間は多いので、芳子に告げ口されるかもしれない。両親に知られるのも面倒だ。自然と正治の飲み方は一人酒になる。家の中で隠れて酒をあおるのだ。

勘のいい芳子は正治が酒を飲んでいるかどうか、すぐにわかる。目が泳いでいる。焦点が定まらず芳子と目を合わせない。「腰やっちゃってよ。早めに仕事切り上げて休むから」とか、何かにつけ腰のことを口実にするのも、飲酒にはまったときの正治の癖だ。一日に何度も携帯に電話がかかってくるときは飲酒を疑う。「今日何時に帰る?」「晩メシ何にする?」どうでもいいことを聞く電話だが、鬼の居ぬ間に酒を飲む魂胆だと、芳子は察した。

「飲んでいるでしょ?」「飲んでないよ」「ウソ、飲んでるよね」「飲んでいません!」芳子と正治の間で、そんな会話が繰り返される。「アルコール依存症の患者さんはみんな嘘つきですよ」と、芳子はアルコール病棟に入院したときに、看護師から聞いていた。

「飲んでない」。真顔でシラを切られると、芳子はウソを放っておけない。かえって意地になる性格だ。芳子の家探しがはじまる。台所の床の収納の奥から空の酒瓶がたくさん見つかる。息子の部屋のクローゼットのダウンジャケットのポケットの中から、ワンカップやウイスキーの小瓶を見つけたときは、こんなところにまで隠すのかと呆れたものだ。

正治の免許証をコピーして、近所のコンビニで店員に顔写真を見せ、「この人、お酒買っていきませんでしたか」と探りを入れる。「あっ、来ましたよ。ウイスキーのボトルと、紙パックの日本酒を2本買っていきました」とか、お酒の購入の証拠も固める。

「あんた、飲んでないと言ってたのに、これは何なの!? コンビニの店員さんも、あんたがお酒をたくさん買ったと言っているのよ!」リビングのテーブルの上に証拠品の酒瓶やワンカップの空き瓶を置き、コンビニの店員の証言まで固められると、さすがに否定できない。

「すみません……」

真顔で「飲んでない」と言っていた正治は、背を丸めて蚊がなくようにつぶやく。

でもダメだ。しばらくすると再び、芳子は正治の隠れ酒に気づかされる。

芳子は言う。「入院したあと、再飲酒がはじまってから、ずっとこのパターンの繰り返しですよ」

正治は言う。「でも、前のような飲み方はしていません。朝から酒を飲んでも毎日ではないし、飲まない日が続くときもあったし、それなりに節度ある飲み方で。まっ、…酒に対して、僕なりにどこか歯止めがかかっていた。これもそれもカミさんのおかげです。カミさんがいたから、崖っぷちで踏み止まることができた。よく『次に飲んだら離婚よ！』と言われましたが、カミさんに見放されていたら、子どもにも見捨てられて、タガが外れた僕は『アル中』の地獄に真っ逆さまに落ちて、孤独死していましたよ」

そんな正治の言葉に「だから」と、芳子は語気を強める。

「『私はアル中のストッパー役じゃないのよ』って、マサちゃんには何回も言ったんです。『私をお酒のストッパー役だと思わないで』とね」

ダラダラ酒を飲み続けていた正治だが、ほめられる点があるとするなら、長男の栄一と長女の紀子を大切にしたことだ。アルコールが入ったとき、子どもたちに暴言を吐いたり、暴力を振るうことは一度もなかった。二人の子どもはアルコール依存症の父親の悪影響を受けずに、すくすくと育った。

酒の入った正治が悪態をつくのは、芳子だけである。「あんたまた、飲んでいるでしょう！」「飲んでねえよ……」「ウソついてるでしょう！」「ウソなんかついてねえよ」。酒の空き缶や空き瓶をテーブルに並べると、シュンとして、「ごめん……」と小声でつぶやく正治だが、たまには強気に出るときがある。

「おれが酒を飲むのはおまえのせいだ、おまえがうるせえからだよ、バカヤロー！」「おまえって誰のことですか。バカヤローって誰に向かって言っているの！」「うるせえんだよ！みんなお前のせいだ！　叩き殺すぞ!!」そんなことを言われて黙っている芳子ではない。

「ああ、面白い、やれるもんならやってみなさいよ!!」売り言葉に買い言葉だったが、あるときのケンカは、２階の階段のそばと場所が悪かった。行きがかり上、つい手が出てしまったのか。正治の繰り出した右足の蹴りが、芳子の左太ももに当たり階段から転げ落ちた。芳子は右ひざをしたたか打ちつけてしまう。

「痛ッ！」うずくまる芳子に、あわてて駆けより自分がしでかしたことに真っ青になってい た正治だが、病院で処方してもらった痛み止めを飲むと、芳子は翌日からいつものように支店に立ち接客をした。膝は学生時代、テニスやバレーボールで痛めた古傷もあったが、当時は仕事を休んでの入院・治療する余裕など、まったくなかった。

「咽頭ガン、どうしてオレが？」「お酒もたばこもやってるじゃないの！」

そんな芳子の忙しさに拍車をかけたのが、正治のガン発覚だった。43歳のときに咽頭ガンが見つかった。「ちょっと鼻が詰まる」「のどが痛い」最初は風邪かと思ったが、正治のそんな症状は改善しない。芳子に病院に行くことを勧められ、耳鼻咽喉科で検査をすると、のどの奥に5ミリほどの腫瘍が見つかった。

昔のように朝から飲むような連続飲酒はしていない。1か月以上、禁酒することだって何回かあった。節制しているつもりだったのに、なぜガンになったのか。正治は妻に愚痴ったが、芳子は「お酒のせいに決まってるじゃない」と、一蹴するように言い放った。特に舌の奥にできる中咽頭ガンの原因は飲酒と喫煙だと、本にも書いてある。

「あんた、お酒もたばこもやってるじゃないの」。酒を節制しているなんて聞こえはいいが、これまで隠れて大酒を飲んで芳子に見つかり怒られ、しょんぼりしてしばらく止めて、また飲酒に走る、それの繰り返しだった。

夫のガンがわかったときのことを芳子は言う。「当時、長男が高校3年、長女が高校1年で、店も回していかなきゃいけないし、年寄りのお義父さんとお義母さんの面倒もみなくちゃいけない。おまけに当時、飼っていたゴールデンレトリバーを散歩に連れて行かなくちゃいけない。ウソばかりつく夫には一切、期待しない。子どもの教育も仕事も舅姑《きゅうこ》の面倒も犬の世話も、ぜーんぶ私が一人でやってみせるって、自分に言い聞かせたのを覚えている。夫のガンで一人でやっていく根性が決まった感じでしたよ」

正治の咽頭ガンは、定期的に病院に通ったことで、原発のガンに変化がみられると内視鏡を使った手術を繰り返し、他に転移することなく生き永らえることができた。

正治は言う。「ガンになっても生きてこれたのはカミさんのおかげです。カミさんは僕が決定的に誤った道に行かないようにしてくれた。人生の羅針盤のような存在ですよ」

芳子は言う。「だからね、私は夫のお酒を止めるストッパーじゃないって。マサちゃんには数えきれないほど言いましたよ」

咽頭ガンの手術でタバコは止められたが、酒とは縁が切れない。

正治は言う。「焼酎を家に置いておくわけにはいかないから、一升の紙パックを買うと、ペットボトルに移し替えて。水を飲むふりをして焼酎の水割りをやっていたら、カミさんにバレて。あのときはこっぴどく怒られたな」

芳子は言う。「あるとき、長男から『お母さん、お父さんお酒臭い。あのペットボトル、お酒が入っているんじゃない?』と言われて。臭いを嗅いでみたらやっぱりそうだ。

私が許せなかったのは、思い返すと、運転中も水を飲むふりをしてペットボトルに口を付けていた。その車の中には生まれたばかりの長男の子どもが、私たちの初孫が乗っていたんですよ。わかったときは、スリッパで彼の頭を10回ぐらい叩きましたよ」

芳子がサジを投げた出来事はまだある。10年ほど前のことだ。70歳を過ぎて完全にリタイアし、店に顔を出すこともなくなった義父の勝次は、すっかり角が取れて晩年は物分かりのいい好々爺《こうこうや》になっていた。顔を合わせると「芳子さん、悪いね」と、言葉を口にした。店もアルコール依存症の夫も子どもたちの教育も、家のことをすべてこなしてくれている。嫁への感謝の気持ちが、その言葉から伝わってきた。

その勝次が89歳で亡くなるとき、病院で勝次のベッドを芳子、姑の早苗、正治やその弟の敏夫《としお》、孫たちが囲んだ。姑が勝次の右手を握り、左手を芳子と正治が握った。「ありがとう」「ありがとうね」と、口々に感謝の言葉をかけ、感動的に勝次を看取ることができた。

今、まさに義父が旅立とうとしているとき、ふと芳子は横で義父の手を握り、涙を流している正治に、アルコールの臭いを感じた。多分、近くのコンビニで缶チューハイでも一気飲みしてきたのだろう。義父が亡くなろうとしている厳《おごそ》かな場でも酒を飲んでいる。病気だから仕方がないのかもしれないが、父親を看取るときでも酒臭い。

この人のアルコール依存症は一生、治らない。

芳子はこのとき心底、そう思った。

もうくたびれちゃった……

それから3年ほど月日が流れ、正治は還暦を迎えた。芳子も翌年に還暦である。子どもたちもそれぞれ大学を卒業し長男の栄一は大手商社に就職した。長男も長女の紀子も家庭を持った。商社勤務の栄一は、オランダのアムステルダムに赴任することになったが、二人目の孫の出産と重なった。異国の地で妻が幼い息子と乳飲み子を抱えて暮らすのは不安だという長男のつぶやきに、何とかしてやりたいと芳子と正治は感じた。

「私、落ち着くまで手伝いに行こうと思うんだけど」。元CAの芳子は英語も堪能だし、外国の生活にも慣れている。店もネット通販の売上げも右肩上がりだ。芳子がいなければならない差し迫った理由はない。芳子の提案に、「ああ、そうしてあげなよ」と正治は承諾する。長男夫婦がオランダに旅立つと間もなく、芳子も日本をあとにした。アムステルダムには1か月ほど滞在するつもりだった。

正治は言う。「まっ、カミさんがいないことでタガが外れたといいますか……」

芳子は言う。「私がいなくなるとお酒を飲む」

アムステルダムから正治の携帯に電話を入れる。案の定、携帯電話のスイッチがOFFになっている。これまでの長い経験で、これは飲酒のサインだと芳子は気づく。

さてどうするか。これまでもずっとそうだったが、放っておけないのが芳子の性分だ。「ちょっと家に行って様子を見てきてよ」。芳子は正治の4つ違いの弟の敏夫に、電話を入れる。敏夫が家を訪ねると正治はテレビをつけっぱなしにして、リビングのソファーに横になっている。「兄さん、大丈夫かい?」そんな敏夫の問いかけに、正治は横になったまま、「いや、腰が痛くて……」とうつろな瞳を向ける。

敏夫はすぐにアムステルダムにいる芳子に電話をした。「兄さん、ソファーに横になっていたよ。腰が痛いと言っている」。「腰が痛い」は正治が飲酒しているときの常とう句だ。大酒を飲んで動きたくなくなるのだろう。

「お酒、飲んでたでしょう?」芳子の問いに、「うん……、ウイスキーの酒瓶があった」。敏夫は兄の飲酒を言いにくそうに告げた。芳子は何回か世話になった家に近い病院の名前を敏夫に告げ、「悪いけど、マサちゃんを入院させてくれない?　お願いします」と頼んだ。

芳子は予定より1週間ほど早く帰国した。すでに病院から退院した正治は何事もなかったように、店に立っている。だが、芳子の胸のうちには今回の一件で変化が生じていた。

酒を飲んでウソをついて、見つかってウソがばれてガミガミ言われて、据わった目で芳子をにらむこともあるが、ほとんどは背を丸めて小さな声で「ごめんなさい」と謝って。しばらくするとまた隠れて酒を飲む。アルコール依存症と診断されて30年近く、その繰り返しだった。芳子の目が光っている間は、隠れてコソコソとつまみ食いするように飲酒をするが、旅行等で妻がいなくなると今回のようにタガが外れ、昼夜の区別なく大酒を飲みだす。

もうくたびれちゃった……

そんな鉛のような重たい感情が、芳子の胸のうちにずっしりと溜まっていた。そんな折、アムステルダムから帰国して間がない時期だった。駅前の新築マンション分譲の新聞広告を目にして見学に行った。遠くの森林公園を見渡せる最上階の景観に芳子は魅了された。今まで懸命に商売を切り盛りしてきた。かなり高額の駅前のマンションだが、自分へのご褒美としてこのくらいの贅沢はしてもいいだろう。

夫の飲酒のストッパー役は疲れた。子どもも独立し所帯を持って孫もできた。姑とはいろいろあったが、根は商店主のおかみさんで気がいい世話好きな人だ。自分で作ったキンピラやポテトサラダや煮物やらをタッパーに入れて、「これみんなで食べなさい」という差し入れは、芳子が若い頃からだった。その姑も90歳になり認知症の症状が目立ってきた。芳子は施設を見て回り、最良だと思う入居先の施設を決め、手続きも完了している。

舅、姑の世話もほぼ終わった。ここまでやったのだ。自分も還暦だ。これからは仕事の量を減らして、2、3年後にはリタイアして。友だちと旅行をしたり美味しいものを食べ歩いたり、自分の好きなことをしたい。

もう、亭主の酒のストッパー役として生きるのは止めよう。年を考えると、人生を楽しめるのもあと10年ほどだ。私は私の人生を楽しみたい。

そう決めると芳子の行動は早かった。すぐに銀行に相談して融資を引き出し、見学をした

2日後には駅前のマンション最上階の部屋の購入手続きをしている。

「お父さんはさ、ウサギだから」

「えっ、離婚？」オランダに赴任している長男の栄一は、母親からの電話にしばし言葉を詰まらせた。「それはまずいよ……」。栄一も、長女の紀子もアルコール依存症の父親に悪いイメージを抱いていない。

「お母さんがいなくなったら、お父さんは糸の切れた凧のようになっちゃう。止める人がいなくなったらお酒をたくさん飲んじゃうよ。お父さんは一人ぼっちになって。もし自殺でもされたらさ、オレたちは、まずいことを背負うことになるんだぜ」

紀子も、母親の離婚の相談に「お母さんの気持ちはわかるけど……」と言葉を濁して、「お父さんはさ、ウサギだから」。紀子はつぶやいた。「ウサギ？　どういう意味よ」「ウサギってさ、一人ぼっちになると寂しくて死んじゃうんだって」長女からそんな話を聞いた芳子は、思わずため息をついた。

子どもたちは離婚してほしくない様子だ。正治に面と向かって別れ話を切り出すのも、踏ん切りが付かない。離婚という言葉を使わず、飲酒のストッパー役はもう疲れた、自分の人生を楽しみたい、そんな意志を伝えよう。芳子はまず、駅前の新築マンションを購入したことを告げた。相談もなく大きな買い物をしたことに、正治はとまどった様子だった。

「あのマンションは立地もいいし、投資物件としていい買い物じゃないか」「投資物件じゃなくて私が住むのよ」「えっ、オレもマンションに引っ越すのかい」「あんたは今の家で暮らせばいいじゃない」

「今の家に住めばいいって……」「一人で暮らせばいいと言っているのよ。好き勝手出来るじゃないの」

誰の目も気にせず、思う存分酒を飲めると芳子は言っている。妻は別居、そして離婚を暗示しているのだと正治は気づく。これまでも何回か芳子には離婚を口にされたが、今回はマンションまで購入して迫力が違う。妻の本気さがヒシヒシと伝わってきた。

困った……

正治は途方に暮れる思いだった。正治にとって芳子は安全弁である。これまでかろうじて酒害のドツボにはまらずに来られたのも、妻がいてくれたおかげだ。飲酒にガミガミという芳子がいなくなったらタガが外れる。朝から酒を飲む連続飲酒が止まらず、〝アル中地獄〟

に転落する。自分の力でそれを止めることは決してできないことを正治は知っている。

「残りのローンを半分払うから、一緒に暮らしたい」。正治は蚊が鳴くような声で言った。芳子も、「新しい家に来てはダメ」と宣告することはさすがにできなかった。一緒になるときに思った「浮気はできない人」という点は間違いなかったし、正治への愛情が消えたわけではなかった。芳子は軽くため息をつき口を開いた。

「今度の家は狭いし、お酒を隠すところなんかないのよ。新しい家で、もしお酒を飲んだら、すぐに出て行ってもらうからね」

そして、もう一つ芳子は条件を出した。それは「断酒会に必ず行ってもらうから」ということだった。


「この人たちは本当のアル中だ。オレとは違う」

芳子は言う。「アルコール依存症に関して、どの本を読んでも一人で断酒はできない、仲間と話し合う場が必要だとありましたから。自助グループへの参加は有効だとわかっていました」。もちろん、これまでも芳子は何度か正治に断酒会への参加を勧めている。だが、彼は生返事を繰り返し、実行しようとしなかった。34歳でアルコール依存症の専門病院に入院したとき、院内の矯正プログラムの一環として、断酒会にも出席している。

正治は言う。「酒飲んで失敗した話を言ったり聞いたりして、酒が止められるのなんて、バカらしいと思いましたね」

芳子は言う。「離婚されるのが怖かったんじゃないですか。彼はネットで調べて家から近い断酒会に通いはじめたんです」。正治が60歳のときだった。

正治は言う。「断酒会に出ても、酒を止めようなんて気はありませんでしたよ。カミさんがうるさく言うもんだから、とりあえず断酒会に顔を出してかっこを付けておこうと。会に参加した人の話を聞くと、僕よりもすごい飲酒体験をしてる人ばかりだ。『この人たちは本当のアル中だ。オレとは違う』と、最初はバカにしていたんですよ」

ところが、断酒会への参加がアルコールを断つターニングポイントになっていく。


当初は口ごもりながらも、自分の飲酒体験を恐る恐る語っていたが、正治の話にじっくりと耳を傾けてくれる人がいる。「善本さんもいろんな経験をしているんだねぇ」と、会が終わったあとに声をかけてくれる人もいた。

「うちのカミさん、怖いんですよ。でもね、僕の人生が続いているのはカミさんのおかげなんです。スリッパで何回も叩かれましたが、カミさんはオレを見捨てなかったから、ギリギリのところで踏み止まれているんです」

ある日の断酒会の例会でそんな話をすると、会が終わったあとで吉岡という50代の前髪が後退した細身の会員が、「あんたのカアちゃんも相当筋金入りだね」と、自嘲気味の笑顔で正治に声をかけてきた。アルコール依存を支え、ともに生きることは並大抵のことではない。アルコール依存の夫と離婚する女性は珍しくないが、芳子のように根気強くたくましく、アルコール依存症と取っ組み合いをするように、夫と付き合う妻もいる。

吉岡は言葉を続ける。「うちのカアちゃんはさ、これ見よがしにオレの前でワインを飲むんだよ。それも美味そうにさ。そんなあてつけがましいことをされると、こっちも意地になって、『酒なんかもうこれっぽっちも、飲む気がしねえや』って顔しなきゃなんねえ」。そんな話に正治は思わずうなずき、言葉を返す。

「この前、カミさんに『あんた、70歳になったら浴びるほどお酒を飲みなよ』って言われてさ」「どうせ、断酒なんかできっこないと、カアちゃんは思っているんだよ」「そうなんだよな、今までのことを思えば、そう思われてもしょうがないけど……、オレ、それが悔しくってさ」「あんたにそう思わせる、それが先方の手口なんだよ」吉岡は口元を崩した。

「オレさ、悔しいから一生、断酒してやろうって思ったんだ」
正治は吐露した。振り返ると、正治が生涯断酒を意識したのはこのときからだ。断酒会に通いはじめて半年後、彼が61歳のときである。

再飲酒しないためにどうすればいいのか。暇を作らないことだ。常に断酒の例会に出席して、酒の誘惑を抑える。正治は近隣の地域の断酒会にも顔を出し、週に3回のペースで例会に参加した。

芳子は言う。「彼はバカが付くぐらいマジメだから、ルーティンを守ることが大好きなんですよ。同じような生活を続けることが好き」
断酒会に通う中で顔なじみも多くできた。みんな断酒を続けている仲間だ。断酒会に出て仲間の顔を見るのが楽しみだった。

芳子は言う。「彼は接客業だから人当たりはいいですよ。人とニコニコ話をしているから、友達も多いだろうと思われがちですが、マサちゃんが本音で語れるのは私だけでしょう。お酒のこととか仕事や家のことの悩みとか、深い話ができる友だちはいません。飲めば無口になって目が据わって、言葉が乱暴になる。くらーいお酒なんです。断酒会に参加して、はじめて本音で語れる仲間ができたんじゃないですか」

「**バカバカしくなったんですよ**」

底つき――。その言葉にはこれ以上、飲酒を続けるとのたれ死ぬ。心底、それを実感しないと、アルコール依存症からの脱却は難しい。そんな思いが込められているが。

果たしてオレは底つきしたのだろうか。

正治は自問自答した。

芳子は言う。「私が知る限り、彼が最後にお酒を飲んだのは３年ほど前。古傷の膝が悪化して、私が１週間ほど入院して手術したときでした。マンションを訪ねた娘が『お父さん、お酒の臭いがする』と気づいて。私が家にいないので飲んだんでしょう。退院して『飲んだでしょう』『飲んでないよ』と、お決まりの言い合いをして。商店街の知り合いのご主人から、公園のベンチで一気飲みしていたという話を仕入れて。証拠が出てくるとシュンとして、『もう飲みません……』とか、蚊が鳴くような声でつぶやいて」

断酒会に通っていても、また飲酒でガミガミ言わなければならないのかと、芳子は諦めの心境でいた。ところがその一件以来、３年以上も正治は酒を口にしていないと芳子は言い切る。正治は3年以上断酒を続けているというのだ。そんなことは結婚以来、40数年ではじめてのことだ。

芳子は不思議な思いで、正治に聞いてみた。つい最近のことである。

「あんた、何でお酒が止まっているの?」正治ははっきりと応えない。芳子は訊いた。

「マサちゃん、お酒を飲んでいて楽しかった?」

「えっ……」。芳子の問いに正治は不思議そうな顔をする。

「お酒を飲んでワクワクするとか、ウキウキするとか」「……」「ねえ、どうなのよ?」

「……」

正治は応えられない。楽しさを期待して酒を飲んだことなど、これまで一度もなかったからだ。ただ、身体が酒を欲する。とにかく酒が飲みたい。だから一人で酒をのどに流し込む。ただそれだけだ。

「楽しいといっても、酔っぱらってただテレビを見て、ボーっとして……」「それで……」

「それで次の日はつらい、だからまた酒を飲む」

「……」

今度は芳子が黙った。正治になんと応えていいのか。言葉が見つからなかった。すると、正治がはっきりした口調で言った。

「だからオレはね」正治は芳子に真顔を向ける。

「だからオレは……、そういう自分に飽き飽きしたんだよ」

正治は言う。「断酒会で自分の飲酒体験を話しますよね。昔を思い出して話をするんですが、内容がいつも同じなんですよ。隠れて飲酒をして、飲んでないとウソをついて、ウソがばれてカミさんにガミガミ言われて、ごめんなさいと謝って、しばらくするとまた酒を飲んで。僕の人生はそれの繰り返しだった。そう思ったとき、僕の人生はいったい何だったんだろうって……」

正治は一呼吸置いて、口を開く。

「バカバカしくなったんですよ。死ぬ前に、同じことを繰り返すワンパターンのバカバカしさに、けりを付けたかったんですよ」

断酒に込める思いを正治は、少し顔をしかめて言い放った。彼は言葉を続ける。

「『人生にケリをつけるって今さら遅いよ』『バカは死ななきゃ治らないっていうぜ』、そう言っていた知り合いの酒飲みがいたんですがね。死にましたよ、酒の飲み過ぎで」

還暦を過ぎてからの断酒だ。人生をやり直したいとも口にしない。

ふと、正治の表情が明るくなった。これまでで最もいい顔だ。

「僕、断酒をはじめた61歳からサーフィンをはじめたんです。断酒会の人は趣味に凝る人が多い。酒の代わりに趣味に依存して熱中するのかもしれないけど。ロングのボードのほうが簡単だと言われたんですが、僕はあえてショートボードをはじめた。やってみると、これが難しいんです。ボードに腹ばいになって両手で水をかき沖に向かうパドリングがうまくいかない。へとへとになります。沖で波と同じスピードでボードを進めて、腕立て伏せをする感覚で体を上げてボードに立つんですが、これがまた難しい。

サーフィンをはじめて8年ほどになりますが、波に合わせるパドリングの仕方も、だいぶ馴れてきました。沖に出るのは前より楽になった。サーフボードに立って、綱渡りのように上体を前に持っていく動きも、何となく要領をつかんだ気がします。でも、まだ全然ダメですね。

来年、70歳ですが、ボードに立って自分の思い通りに波に乗るには、時間がかかります」

アルコール依存症とは何か

久里浜医療センター副院長　木村充《きむらみつる》さん

さて、アルコールとはどんな液体なのか。なぜ人はアルコール依存症に陥るのか。なぜ、人は「わかっちゃいるけどやめられない」ほど、お酒を飲むのだろうか。１９６３年に国立医療機関として、初のアルコール専門病棟を設置した久里浜医療センターの木村充副院長による〝お酒の森〟についての解説である。

「アルコール。化学的な名称はエタノール。これはアヘン類や覚醒剤ほどではありませんが、大麻よりも依存性の強い薬物です」

体内でお酒はどのように変化するのか、木村医師はそのメカニズムを説明する。「体内に入ったアルコールは肝臓に送られ、アセトアルデヒドという物質に変化します。人体にはアセトアルデヒドを分解する酵素があり、その働きにより酢酸へ、そして水と二酸化炭素へと分解され、体外に排出されます。

日本人には、この酵素が体内にない、まったくお酒が飲めない体質の人が8%ほどいるといわれています。残りの90%ほどの人は二つのタイプに分かれます。ヒトの染色体には父親由来と母親由来のものがありますが、両方ともお酒に強いタイプがおよそ50%。この人たちはお酒を飲んでも、あまり顔が赤くならない。お酒が強くてたくさん飲めます。残りの40%ぐらいは飲むと赤くなりますが、鍛えれば飲めるようになります。このタイプの人は染色体の一方に飲める遺伝型を持つケースが多い。

アルコール依存症の患者さん100人のうち80%ほどは、もともとアルコールが強くてたくさん飲める人ですが、鍛えて強くなった人の中にも、アルコール依存症に陥る人は少なくありません」

アルコール依存症の診断に用いる判断基準として、木村医師はWHOが定めた『国際疾病分類第10版（通称ICD－10）』を挙げる。『ICD－10』の判断基準6項目を紹介すると、

・意図したより大量、または長期間の使用
・同じ効果を得るために、以前より多くの量の飲酒をする必要がある
・飲酒への渇望
・健康上、あるいは精神的な問題が起き、悪化しているにもかかわらず使用を続ける
・アルコールの減量、あるいは中止時の離脱症状
・アルコールを得るため、使用するため、酔いから回復するために多くの時間を費やし、社会的、職業的、娯楽的活動を放棄したり縮小している

となっている。これらの項目のうち、３つ以上が12か月以内に起きるとアルコール依存症と診断される。

だが、お酒が好きで日常的に飲酒を欠かさない、そんな人の多くはいくつかの項目を満たしている。私（筆者）もその一人だ。木村医師は言う。「ほぼ毎日飲酒する人は多かれ少なかれ、アルコールが癖になっていて、依存の回路が脳にできています」

――ということは、私はすでにアルコール依存症ということでしょうか。

こちらの不安げな問いに、木村医師は軽くうなずき話を続ける。「問題になるアルコール

依存症は、お酒をコントロールして飲む能力をなくしてしまった人たちです。アルコールが切れると、お酒が飲みたいという強い欲求が起こり、自分では制御できない。朝から飲む、仕事をしながら飲む、一日中飲んでいる人もいます。アルコール依存症の患者は、お酒を飲むことを最優先にします。〝いつも酒臭い〟と職場で噂になる。仕事でもミスが目立つ。やがて仕事を辞めざるを得ない事態に陥る。そうなると家庭も崩壊の危機に直面する」

アルコール依存症とは飲酒のコントロール障害である。「ブレーキの壊れた車」のようなものだ。ブレーキが利かずに、最悪の場合、奈落の底に転落するというわけである。

なぜ人はアルコール依存症に陥るのだろうか。木村医師は言う。「依存症は精神神経系の病気です。脳には、ドパミンという〝神経伝達物質〟を出して快楽を発生させる報酬系という回路があって。お酒を飲むと報酬系が直接刺激され、手っ取り早く快感を得られる。それを繰り返すことで、報酬系の回路が強化されていく。体内に耐性ができるというのですが、だんだんお酒が強くなり、酔うのに必要なアルコールの量が増える。さらに進むと身体は耐性に支配されます。そうなると飲酒を止めたいと思っても止められない。酒量を減らそうと思っても減らせない。お酒が欲しいという気持ちが猛烈に強くなる。

また、血液中のアルコール濃度が下がると、手や全身の震え、発汗、不眠、嘔吐、血圧の上昇、幻聴、幻覚等の離脱症状が現れる。耐え難い身体の症状を抑えるためにお酒を飲む」
断酒する以前は、ワンカップやウイスキーやストロング缶チューハイ等をカバンに入れて持ち歩き、手が震えだすとお酒を飲んだ。お酒は身体の調子を整える薬のようなものだった。取材を進める中で、そう証言する人と数多く出会った。

アルコール依存症の社会的イメージも、一昔前と比べて変化したと木村医師は言う。「一昔前はアルコール依存症と言えば、昼間から公園のベンチでワンカップを手に酔いつぶれているようなイメージでしたが、当院に来院する人は仕事をしながら、アルコールの問題を抱えている患者さんが多い。名のある企業に籍を置く人も珍しくありません。アルコール依存症は特別な病気ではないのです。お酒が飲める人なら誰でも罹患する可能性があります。

一昔前は勤め人が付き合いや、接待等の社交の場で酒量が増えて、アルコール依存者になるケースが多かった。でも、近年は若者や女性の患者さんが以前よりも目立つようになりました。嫌なことから逃れたい、嫌なことを忘れたいという人が精神安定剤のようにお酒を飲み、気分を高揚させる。幼少期のトラウマのつらい思いを緩和させるために、お酒の量が増えるといったケースも多い。特にその傾向は女性のアルコール依存の患者さんに強い。女性は体脂肪が多い半面、水分量が少ないため、血中アルコール濃度が上がりやすく酔いやすい。身体が男性より小さくて肝臓も小さい分、アルコールによるダメージが大きい。女性の患者さんは、精神的、身体的に深刻な病状が多い印象があります。家庭がある女性の場合、アルコール依存症に陥ると家庭が成り立たなくなってしまう」

アルコール依存症の治療には通常、3か月間の入院が必要となる。まずは長年の大量飲酒でボロボロになった身体の検査と治療。食道がん、咽頭がん、脳の萎縮、アルコール依存症者は若い人でも認知症のリスクも高い。薬の服用で手の震えや発汗等の離脱症状は1、2週間で改善し、傷んだ肝臓も1か月もすれば落ち着く。身体が回復するのと並行して、院内では更生のプログラムに沿ってミーティングが行われる。入院中のアルコール依存症者が5、6人のグループを作り、ドクターとともにミーティングを進めていく。

木村医師は言う。「まず、自分のお酒の問題に気づくこと。自分はお酒に関して問題があると、認めない人がほとんどですから」。アルコール依存症は「否認の疾患」と言われる。その心理を医師は説く。「患者さんも、本当はお酒で問題を起こしていることをわかっているんです。ウソをついて隠れてお酒を飲む、自分でもまずいことをしていると。でも、自分の意志でお酒を止めることはできない。病気ですからね。自らのお酒の問題を認めてしまうと、お酒を止めるしかなくなる。だから認めたくない」

ふつう病気が重くなるほど、病気を自覚し治そうとするが、アルコール依存症の患者は逆だ。深みにはまればはまるほど否認し、飲酒を注意する家族や周囲に暴言を吐いたりする。

私（筆者）の長年の知り合いに、Ｍさんという精神科医がいる。彼は若かりし頃、久里浜医療センターの勤務医を務めた経験がある。彼は1年半で病院を去ったそうである。アルコール依存症の患者は飲酒をしているのに飲んでないとウソをつく。「これ以上飲むと、肝硬変で死にますよ」と告げても、「少しぐらい大丈夫ですよ」と、ヘラヘラしている。彼は言った。「患者さんのそんな反応は医者からすると、治す意志がないと見える。だから、多くの医者は、アルコール依存症の患者さんを積極的に診ようというモチベーションを逸してしまうんだよ」

このエピソードを私は木村医師に語った。ちなみに久里浜医療センター副院長の木村医師は25年間、アルコール依存症患者の治療に携わっている。「まっ、アルコール依存症はウソをつく病気ですし、患者さんは何とかしたいと心の中で葛藤があるのだと思うし……」。木村医師は語尾を濁して、口元をほんの少しほころばせた。

アルコールで、もっともダメージを受けるのは「沈黙の臓器」の肝臓である。お酒飲みの終着駅といわれるアルコール性肝硬変を木村医師は簡単に解説する。「大量な飲酒をすると肝臓に脂肪がたまり脂肪肝になります。その状態が続くと、肝臓が繊維質に置き換わり、硬くなって表面が凹凸状になり、機能が極端に低下します。それが肝硬変です。肝臓はいろんな毒物を浄化する働きを担っていて、たとえばアンモニアを分解するのも肝臓ですから、機能が落ちると血液中のアンモニア濃度が上がり、肝性脳症になります」

肝性脳症を発症すると、意識障害によって場所や日時がわからなくなる、傾眠、判断力や集中力の低下等の症状が現れる。肝硬変の症状を自覚する頃には全身の倦怠感、食欲不振、吐き気や嘔吐、黄疸等の症状が現れている。

アルコール依存症者が陥る大量吐血も取材で耳にした。木村医師は言う。「胃や腸からの血液は門脈を通って肝臓に届けられますが、肝硬変が進むと門脈の血行が悪くなり、血液が別ルートを通りやすくなります。別ルートの一つが食道の周りの静脈で、食道の静脈が拡張して静脈瘤を形成します。静脈瘤は薄くて破れやすい。例えば硬い食べ物を摂取し、静脈瘤に触れて破裂する。大量の血液が胃や食道に流れ込み、多量吐血となるわけです」

食道静脈瘤が破裂すれば重篤な状態に陥り、死に至る可能性が高い。そもそもアルコール依存症は死に至る確率が高い疾患なのだ。お酒で身体が蝕《むしば》まれて死に至るケースはもちろんだが、もう一方の深刻な死因は自ら命を絶つ、自死である。

医師は言う。「男女とも、アルコールが自殺率を上げていることは確かです。もともとうつ病や精神障害があって、大量飲酒する人は多いのですが、シラフだと理性が働きます。ところがお酒に酔っぱらってもうろうとした状態だと、衝動的な行動を起こしやすい。アルコール依存症は命にかかわる病気ですので」

医療従事者の一丁目一番地は、言うまでもなく命を救うこと。救命ということを踏まえたときに、なぜ木村医師が長年、アルコール依存症の治療に取り組んでいるのか、その理由が垣間見えるような思いを抱く。

アルコール依存者が断酒に取り組んでも長続きせず、再飲酒する人がほとんどといっていいのが現実である。再飲酒もこの病気の特徴だ。木村医師は言う。

「お酒をやめればすべての問題が解決するわけではありません。断酒をしても問題は解決しない。自分が直面する何らかのストレス、精神的に落ちつかない感情が、シラフのときはより明確になってくる。そんな困難な場面にぶつかったとき、お酒を飲んで忘れたい気持ちが頭をもたげます」

何年、何十年断酒を続けても、たった一杯のお酒で以前の大酒飲みの依存症者に逆戻りしてしまうという点も、この病気のやっかいなところだ。木村医師は言う。

「断酒を続けているときは頭の中の依存症の回路が休んでいる状態です。再飲酒して刺激を与えると『寝た子を起こす』ことになる。例えば幼い頃に練習して自転車に乗れるようになったとします。自転車に乗らない期間が何十年あっても、再び自転車にまたがったら平気で乗れる。それと同じです。一度、脳にできた回路はなくならないのです」。だから、断酒を続ける人たちが集う断酒会等の自助グループの重要性を医師は説く。

「断酒を続けるアルコール依存者の集いだから、医者には言えないことも本音で話ができます。病院でとりあえず元気になって、退院してからは断酒会等の自助グループに通い続ける。それが断酒を継続し回復に向かう最良のプロセスです」

自助グループには〝一日禁酒〟という言葉がある。木が年輪を刻むように一日一日、断酒を実行する、そんなイメージを抱き続ける。

厚労省が定める適量の倍以上の飲酒習慣のある成人は１０００万人以上、酒量の多いアルコール依存症予備軍は６００万人以上。アルコール依存症者は推定80万人以上、うち専門外来の受診者数は10％未満（厚労省資料２０１９年）。インバウンドの増加で、日本はいつでもどこでもお酒を買えて外飲みができる、満開の桜の下で酒を酌み交わす文化もあると、日本のお酒に対する寛容さが海外で紹介されている。コンビニでは24時間お酒を販売しているし、ストロング系缶チューハイのように、手軽に酩酊できるお酒も容易に手に入る。テレビは四六時中、お酒のコマーシャルを流している。

楽しく飲めているとお酒は親友だが、飲酒量のコントロールができず、連続飲酒状態に陥る。アルコール依存症になると仕事は失い、家庭は崩壊。周りの人はウソとトラブルに愛想を尽かして離れ、一人ぼっちになって。それでもお酒を飲み続けて一間のアパートで孤独死。あるいは生きるのが虚しくなり衝動的に自ら命を絶つ。

アルコール依存症は人間の尊厳を徹底的に破壊する。回復が難しい疾病――

と、わかっているが、私（筆者）もお酒がやめられないのである。

毎晩かなりの量の晩酌を40年以上も欠かさない。休日は昼間からほろ酔い加減。実は私も「わかっちゃいるけどやめられない」人間なのである。それでも「自分だけは大丈夫、アルコール依存症になるわけがない」と、根拠もなく信じている。

だが長年の飲酒で、私の脳には依存症の回路が出来上がっている。最近、お酒を飲むと記憶がなくなることが多くなっていないか。酔っぱらって電車を乗り過ごす頻度が増えてはいないか。近頃、酒量が増えたのではないか——

私のような人間が、アルコール依存症のアリ地獄に転落しないためには、どうすればいいのだろうか。木村充医師は言う。「まず自分にとって適量なお酒の量を知ることです。酒量が増えていると思ったら飲む量を減らす。それができなかったら減酒外来がある病院に行くことをお勧めします」

減酒外来は、減酒薬が認可された2019年以降に普及した治療だ。体がお酒を受け付けないようにさせる抗酒剤と違い、減酒剤は無理なく飲酒欲求を軽減できるという。アルコール病棟への入院はハードルが高い。減酒なら敷居が低い。減酒外来には「とりあえず病院に来なさい」という意味も込められているようである。

というわけで、アルコール外来のある自宅に近いクリニックを訪れた。

重厚な机を隔てて、マスクをした小太りで温和な瞳の聞き上手な医師と面している。

仕事柄、普段は夕方6時に夕食と晩酌、仮眠して夜10時頃から夜中3時ごろまでデスクで書き仕事、夜中3時過ぎにちょっと多めの飲酒をして睡眠、朝8時ごろに起床、そんな生活を30年以上、続けてきた。

「というと、6時間ほどの睡眠を2回に分けて取っている?」「はい、つまり1日に2回お酒が飲める、日に2回楽しみがあるわけです」「なるほど」

「ハハハッ」。医師と患者の軽い笑い声が診察室を包む。

「3日で焼酎が一升空くペースですが、最近そこにウイスキーの水割りが1、2杯増えて」

「酒量が増した?」医師の言葉に私はうなずき、最近はお酒を飲んでも眠れず、週に複数回、睡眠導入剤を利用していることも告げた。すると医師は「以前はナイトキャップといって、お酒が睡眠に有効だと思われていましたが、アルコールは睡眠の質を落とし、日中の作業効率の低下を招くことがわかっています」と、真顔で応える。

私は減酒したい旨を告げ、取材で知った減酒剤の薬剤名をあげた。「減酒剤を処方することはできますが」医師は一呼吸置き、温和な瞳をこちらに向け口を開く。

「これは提案なんですけどね、この際、断酒してみてはいかがでしょうか」

「断酒……」

今回の取材中、ずっと私の心の隅でくすぶっていた言葉である。「今まで何十年もお酒と一緒に生きてきましたから……」。すると、医師の柔らかい口調は諭すような響きを帯びてくる。

「これまでずっと、アルコールとともに人生をおくってきたから、お酒がない人生は想像できないわけですね。では、一度断酒してみて、お酒を飲まないときを体験してみてはどうでしょうか。お酒を断つ経験をしてみると、飲んだときと飲まないときの状態を比較することができます。

いきなり断酒はハードルが高い。まずは減酒をはじめて徐々に断酒に挑戦する気持ちを養っていく。実は減酒剤には、断酒に持っていくためのステップとして使用して下さいと、その服用方法が明記されています」

「でも、アルコールにはいいこともたくさんあって。息抜き、ストレスの解消、コミュニケーションの潤滑油。リラックスには欠かせないし……」。語尾がうやむやになってしまいがちである。医師は笑顔を向けている。「お酒をやめる前は皆さんそうおっしゃいますが、断酒した人に聞くと、〝あのときはそう言ったけど、お酒を止めてみたらメリットしかなかった〟と、口をそろえますよ」

小太りの医師は言葉を切った。そして「断酒すると心も身体も、実にさわやかになります」と、あたかも自分が経験したかのように明るい声で言った。

今、目の前に薄緑色のシートに入った白い錠剤がある。減酒剤のセリンクロである。医師の処方箋を持ち込み薬局で購入した。「1日1回、飲酒前1～2時間」と注意書きにはある。「アルコールの量を減らすのは、かえって難しい。お酒を止めてしまう断酒のほうが実は簡単」とは、医師のアドバイスである。

午後4時半、白い錠剤を一錠口に入れた。さて——

本書に収録した5つの物語は、断酒を継続されている方やその関係者など、四十数名へのインタビューをもとに創作・再構成したフィクションです。各話の登場人物は仮名となっているほか、一部を除き、組織・団体も実在しません。

インタビューに応じてくださった皆さまに、この場を借りて御礼申し上げます。

（著者）

根岸康雄（ねぎしやすお）
1955年横浜市生まれ。元週刊誌記者。人物専門のライターとして、これまで4000人以上をインタビューし記事を執筆。現在、ウェブメディアにて企業や医療について連載中。主な著書に『親のおくり方』（ポプラ社）、『生存者』（双葉社）、『世界が大切にするニッポン工場力』（ディスカヴァー・トゥエンティワン）、『ずっと書きたかった親への手紙』（徳間書店）、『万国「家計簿」博覧会』『オレのまんが道』（以上、小学館）などがある。

だから、お酒《さけ》をやめました。
「死《し》に至《いた》る病《やまい》」5つ《いつ》の家族《かぞく》の物語《ものがたり》

2025年1月30日初版1刷発行

著　者 —— 根岸康雄
発行者 —— 三宅貴久
装　幀 —— アラン・チャン
印刷所 —— 堀内印刷
製本所 —— 国宝社
発行所 —— 株式会社光文社
東京都文京区音羽1-16-6（〒112-8011）
https://www.kobunsha.com/
電　話 —— 編集部03（5395）8289　書籍販売部03（5395）8116
制作部03（5395）8125
メール —— sinsyo@kobunsha.com

 ISBN 978-4-334-10545-7

光文社新書

1342
海の変な生き物が教えてくれたこと
清水浩史

外見なんて気にするな、内面さえも気にするな！ 水中観察30年の海と島の達人が、「地味で一癖ある」「厄介者」なのになぜか惹《ひ》かれる10の生き物を厳選、カラー写真とともに紹介する。

978-4-334-10511-2

1343
イスラエルの自滅
剣によって立つ者、必ず剣によって倒される
宮田律

民間人に多大な犠牲者を出し続けているハマスとイスラエルによる「ガザ戦争」。イスラエルはなぜ対話へと舵《かじ》をきらずに平和が遠のいているのか。その根源と破滅的な展望を示す。

978-4-334-10543-3

1344
知的障害者施設　潜入記
織田淳太郎

知人に頼まれ、「知的障害者施設」で働きはじめた著者が見たものとは？ 入所者に対する厳罰主義、虐待、職員による「水増し請求」——驚きの実態を描いた迫真のルポルタージュ。

978-4-334-10544-0

1345
だから、お酒をやめました。
「死に至る病」5つの家族の物語
根岸康雄

わかっちゃいるけど、やめられない……そんなアルコール依存症の「底なし沼」から生還するためには、何が必要なのか。五者五様の物語と専門家による解説で、その道のりを探る。

978-4-334-10545-7

1346
恐竜はすごい、鳥はもっとすごい！
低酸素が実現させた驚異の運動能力
佐藤拓己

中生代の覇者となった獣脚類、その後継者である鳥は、低酸素への適応を通じなぜ驚異の能力を獲得できたのか。地球の歴史と共に、身体構造や進化の歴史、能力の秘密に、新説を交え迫る。

978-4-334-10546-4